FERNAND BARBARY

Médecin-Chef du Dispensaire d'hygiène sociale
de la Société de Secours aux blessés à Nice
Membre du Comité National de défense contre la Tuberculose

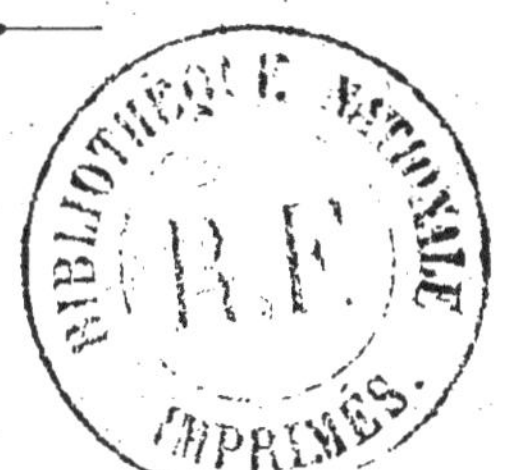

AU LIT DU TUBERCULEUX

Des Animaux réfractaires à l'homme

Méthode d'Immunisation Artificielle

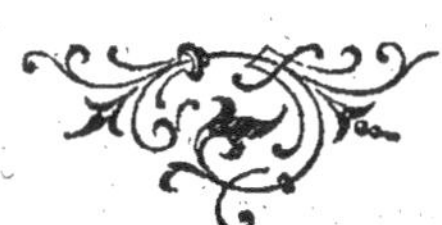

A. MALOINE & FILS, Editeurs

27, Rue de l'Ecole de Médecine, 27

PARIS — 1922

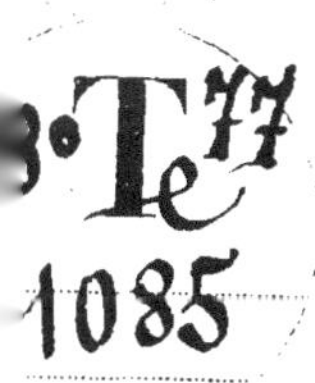

AU LIT DU TUBERCULEUX

Des Animaux réfractaires à l'homme

Méthode d'Immunisation Artificielle

FERNAND BARBARY

Médecin-Chef du Dispensaire d'hygiène sociale
de la Société de secours aux blessés a Nice
Membre du Comité national de défense contre la Tuberculose

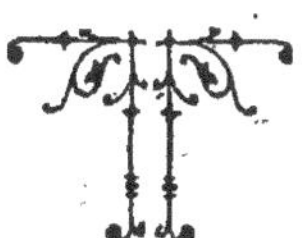

A. MALOINE & FILS, Editeurs
27, Rue de l'École de Médecine, 27
PARIS — 1922

DU MÊME AUTEUR, SUR LA TUBERCULOSE

Prophylaxie de la tuberculose par la désinfection méthodique des locaux devenus vacants. Nice 1899.

Rapport sur la Société de Préservation contre la tuberculose, délégué au Congrès de Londres. Juillet
1901.

La Ration Alimentaire du tuberculeux. Les dangers
de la suralimentation. Mémoire à l'Académie de
Médecine. 13 Mai 1903.

Rapport sur une Mission officielle du Ministre de l'Intérieur. Etude de la prophylaxie antituberculeuse
dans les centres ouvriers de la Belgique, 1903.

Cure libre de la tuberculose et Climat Méditerranéen.
Congrès de Climatothérapie. Nice 1904.

Interprétation nouvelle du Mécanisme de l'hémoptysie
tuberculeuse. Congrès international de la tuberculose, Paris 1905, et mémoire présenté à l'Académie
de Médecine, Janvier 1906. F. R. de Rudeval, éditeur, Paris.

La Grande Faucheuse. Vade-mecum de l'éducation
antituberculeuse dans la famille, à l'école, à l'ate-
lier. Ouvrage distribué par le Ministre de l'Instruc-
tion Publique dans les Ecoles Normales d'Institu-
teurs en 1906. Nouvelle édition. F. de Rudeval,
éditeur, Paris 1907. Ouvrage présenté à l'Académie
de Médecine.

Traitement curatif et préventif des hémoptysies. Mars
1910. Mémoire présenté à l'Académie de Médecine.

The anti-tuberculosis movement in France. In the
Bristish Journal of tuberculosis 1908.

La sporotrichose — les mycoses — les pseudo-tuber-
culoses. (Bulletin de la Société de préservation
contre la tuberculose 1912).

Les habitations à bon marché et la prophylaxie de la
tuberculose (Journal « L'Hygiène » Paris 1913).

Les symptômes du début de la tuberculose (Bullétin de la Société de Préservation 1913).

Nécessité d'identifier la spirochétose broncho-pulmonaire pseudo-tuberculose. — Communication à l'Académie 25 Juin 1918. Rapport de M. le Professeur Netter, 17 Septembre 1918).

Semeurs de bacilles insoupçonnés (domestiques semeurs de bacilles). Présenté à l'Académie de Médecine. — Commission de la tuberculose. — 25 Février 1919.

Les blessés sans gloire (La tuberculose et la guerre) conférence faite à Nice, Mars 1919.

Essais d'immunisation artificielle de l'organisme tuberculeux. — Communication Académie de Médecine, 9 Novembre 1920.

Les éthers du Baume du Pérou — leur utilisation en thérapeutique antituberculeux. Journal de Médecine de Paris, 10 Septembre 1921.

INTRODUCTION

Une méthode ne vaut que par les qualités de ses éléments associés, en vue d'une action commune nettement déterminée. La résultante doit représenter un fait acquis sous le contrôle scientifique.

Au cours de plus de vingt ans de pratique de la tuberculose, nous débarrassant de tout ce qui n'était pas contrôlé par l'expérience, nous avons retenu des faits qui, groupés en faisceau, nous ont permis d'établir les bases d'une méthode simple, logique de traitement de l'infection tuberculeuse. Le mot méthode est employée par nous avec une intention bien arrêtée.

Partant de la tolérance particulière, que présentent certains animaux naturellement réfractaires au bacille de Koch, nous avons songé à appliquer une méthode de traitement qui réalise les conditions capables de déterminer une tolérance semblable, de l'organisme humain.

Dans ces dernières années, nombreux furent les traitements qui devaient sauver de la mort les pauvres bacillaires. A lire l'énumération des moyens thérapeutiques tentés dans la tuberculose, une méfiance bien légitime, demeure dans l'esprit des praticiens.

La comunication du Professeur Calmette en Janvier 1921 confirme avec la vaccination des bovidés, l'espoir de la vaccination humaine entrevue dès 1906 par Calmette et Guérin (Académie des Sciences 11 Juin 1906). Par contre les recherches poursuivies de tous côtés dans le domaine de la Sérothérapie vis-à-vis de l'infection tuberculeuse aigüe, ne nous ont pas encore doté d'une médification spécifique. La patience, les efforts déployés par des savants dignes de ce nom, démontrent les difficultés sans nombre auxquelles se heurtent les chercheurs !

Des expérimentateurs ont déclaré avoir obtenu, in-vitro et in vivo, un véritable lyse des bacilles traités dans certaines conditions par contact plus ou moins prolongé avec le sang ou d'autres humeurs d'animaux tuberculeux.

Pour Deycke et Much, Bei de Tub. 1910 — Much et Lenske, Deutsch mod Woch 1911 — Hofer Wilfred, Manvaring et Bronfenbrenner Journal of exp. méd. décembre 1913 — si l'on injecte dans la cavité péritonéale de cobayes tuberculeux une émulsion de bacilles, ceux-ci disparaissent de l'exudat péritonéal et le liquide renferme des formes granuleuses atypiques, non colorables par le Ziehl et ressemblant à des fragments de microbes. On sait, à la suite des recherches de Maragliano et de ses élèves Coggia, Figari et Marzagalli, les espoirs fondés sur le sérum bactériolytique.

En France, Vallée d'Alfort, Rappin de Nantes, d'autres auteurs encore, ont préparé des sérums auxquels était attribuée une action bactériolytique. M. le Professeur Calmette, en collaboration avec MM. Guérin et R. Letulle, a essayé d'obtenir une bactériolyse intrapéritonéale chez le cobaye tuberculeux, sans pouvoir constater in vitro la véritable lyse d'un bacille. Ces sérums sont très agglutinants, les éléments microbiens s'accolent entre eux, mais ils ne sont pas dissous ; leur enveloppe adipo-cireuse les protège contre les actions lytiques.

Pratiquement, comme l'avait déjà indiqué, il y a longtemps, M. Renon, il faudrait déterminer chez l'homme la présence d'une lipase, peut être une protéase active vis à vis du bacille de Koch.

Cette altération de ferments digestifs normaux, ont été l'objet de recherches de Justin Roux de Cannes. Ces études montrent l'importance des défaillances enzymatiques protéolytiques et lypolytiques dans la pathogénie de la tuberculose ulcéreuse et caseuse. Justin Roux (Progrès médical 16 Décembre 1911, 13 Janvier 1912, 2 Mars 1912).

Des effets thérapeutiques intéressants de pancréatinisation à hautes doses dans la tuberculose expérimentale ont été signalés par Loepère et Esmonet. Des études ont été orientées vers la découverte d'un agent à véritable action lipasique, capable de détruire le bacille, après l'avoir débarrassé de son enveloppe adipo-cireuse.

Albert Vaudremer à l'institut Pasteur a poursuivi des expériences destinées a obtenir l'extraction des graisses et des cires bacillaires, en faisant agir sur le bacille T. B. les extraits filtrés de bactériés protéolytiques, et de certains champignons. Le Pénicilium glaucum et l'Aspergillus Fumigatus lui ont donné des résultats intéressants. Le liquide de culture de ces moisissures, filtré sur bougie, supprime la tuberculine, émulsionne les graisses du bacille et en trois semaines de macération détruit les deux tiers des bacilles eux-mêmes.

Personnellement nos modestes recherches nous ont conduit peu à peu à l'application d'une méthode qui, si elle n'a aucune prétention au rôle de remède spécifique contre la tuberculose, représente du moins, une médication d'une inocuité absolue, capable de mener à bien, sans à coup, la lutte pratique, logique, de l'infection tuberculeuse. Elle réalise la mise en état de résistance — l'immunisation artificielle des organismes atteints.

Dans un premier chapitre notre travail aborde l'étude des agents de chimothérapie qui nous ont permis d'agir sur les milieux humoraux, de procurer à l'organisme humàin, une tolérance vis à vis du bacille de Koch, une sorte d'immunisation artificielle.

Dans un second chapitre nous passerons en revue les différents états morbides qui peuvent se surajouter à l'infection tuberculeuse. Nous montrerons leur influence sur l'évolution de la maladie, l'entrave qu'ils apportent au traitement, la thérapeutique de chacun de ces états. Nous formulerons quelques indications pratiques qui nous permettrons d'adapter le traitement à l'individualité, c'est-à-dire : 1° d'examiner la valeur des éléments de défense du terrain et de pourvoir à leurs besoins. 2° de surveiller le fonctionnement des différents organes, conditions d'équilibre des facteurs de résistance. 3° de parer aux complications. Nous pourrons ainsi conduire à bien, sans à coup, un traitement qui s'appliquera aux différentes formes, d'une infection dans laquelle on ne doit jamais oublier que le malade et la maladie sont deux choses à considérer.

Nous avons pensé faire œuvre utile en vulgarisant une méthode, qui appliquée, en dehors des périodes ultimes de la maladie, assure une mise en état de résistance cliniquement et bactériologiquement confirmée et caractérisée par trois faits essentiels : 1° Tolérance particulière de l'organisme vis à vis du bacille de Koch. 2° Disparition progressive indéniable du bacille. 3° Action durable des résultats contrôlés.

CHAPITRE PREMIER

Des Animaux réfractaires à l'homme

Tolérance de l'organisme humain

réalisée artificiellement vis-à-vis du bacille de Koch

Tolérance progressive de l'organisme humain

vis-à-vis du bacille de Koch réalisée artificiellement

BASES DE LA MÉTHODE

La base de la méthode d'immunisation artificielle repose sur des faits d'expériences constatés chez certains animaux possédant une immunité naturelle vis à vis du bacille de Koch.

Si l'on introduit, par inoculation sous-cutannée, des bacilles tuberculeux, d'origine humaine ou bovine, dans l'organisme des oiseaux ou de certains mammifères, les gerbilles, les spermophiles des steppes, on constate qu'ils n'envahissent pas de proche en proche les ganglions lymphatiques comme ils le font chez les animaux réceptifs. Les lésions qu'ils déterminent, bien que représentant habituellement l'aspect caractéristique du nodule tuberculeux, ne se généralisent pas : elles restent locales et n'entraînent pas de lésions graves. Les bacilles injectés demeurent au voisinage immédiat du lieu d'élection, inclus dans des cellules macrophages, ne se multiplient généralement pas, s'altèrent plus ou moins à la longue, finissent par perdre leur vitalité jusqu'à leur forme. Le mécanisme de cette immunité a été étudié à l'institut Pasteur, dans le laboratoire de Metchnikoff, par Debimski (annales de l'Institut Pasteur, 1899, p. 426). Debimski a constaté que les bacilles de la tuberculose humaine, introduits dans l'organisme du pigeon, se réunissent en amas qu'emprisonnent bientôt de véritables cellules géantes ou macrophages polynuclées. Les leucocytes macrophages joueraient un rôle effacé. Les macrophages sont incapables de détruire les bacilles, mais ils les emmurent, les empêchent de pulluler.

Les animaux non tuberculisables sont naturellement réfractaires. Les bacilles restent dans leurs humeurs et leurs tissus comme des corps étrangers inoffensifs. Il ne s'établit jamais de symbiose entre les bacilles et les cellules qui les captent sous les phagocyter.

M. le Professeur Calmette, qui signale ces faits dans son ouvrage : (Infection bacillaire et tuberculose ; immunité et processus d'immunisation), déclare que : «C'est une semblable tolérance que doit tenter de produire l'immunisation artificielle ».

Pour créer artificiellement cette tolérance chez l'homme, nous avons cherché à provoquer progressivement une modification humorale qui, par étapes, aboutit à un état de défense. Cette action bio-chimique a pu être obtenue en associant les propriétés de la cinnaméine ou cinnamate de benzyle à celles du lipoïde cholestérine.

LA CINNAMÉINE OU CINNAMATE DE BENZYLE

Propriétés chimiques — Physiologiques — Bio-Chimiques

Le cinnamate de benzyle, que nous avons introduit en thérapeutique, ne doit pas être confondu avec les sels auxquels on donne habituellement le nom de cinnamates obtenus par l'action des bases sur l'acide cinnamique monobasique.

Utilisés d'abord par Landerer et Maun à Stuttgart, 1890, les Cinnamates furent l'objet de travaux en Espagne, Herrera et d'Espina ; en Russie, Letzenine ; en Autriche, Lassar ; en Angleterre, Lowel-Drace ; en France, il faut citer en particulier une thèse de Blusson, faite à Lariboisière dans le service de Reynier (contribution à l'étude du cinnamate de soude, Marcel Fortin, éditeur, Paris 1908) et une communication très documentée de Schmitt à la Société de thérapeutique, 11 Février 1914.

Les conclusions des divers travaux dûs à des auteurs de mérite et dans des pays différents démontraient que les cinnamates provoquent, dans toutes les infections en général, une stimulation intense de la leucocytose, une destruction des bactéries, une sorte de neutralisation des toxines avec lesquelles ils se combinent.

Malgré ces résultats, vérifiés par nous-mêmes, les cinnamates furent de moins en moins appliqués. L'action de ces agents semblait parfois très inconstante. La raison doit en être recherchée dans ce fait que les procédés de préparation des dérivés de l'acide cinnamique firent peu à peu de ces derniers, des produits dépourvus des propriétés essentielles, qu'à l'origine ils devaient à leur extraction du Baume du Pérou. Landerer, au début de ses recherches, avait utilisé presque empiriquement une simple solution mucilagineuse du baume du Pérou.

Au cours de recherches sur la chimiothérapie par les essences, nous avons eu la pensée de nous adresser, non plus aux poudres, connues sous le nom de cinnamates, mis à l'un des deux éthers et principes actifs que contient naturellement le Baume du Pérou : la Cinnaméïne ; la styracine représentant le second.

La cinnaméïne contient environ 60 % du baume lorsque ce dernier n'est pas falsifié par la térébenthine, la colophane ou d'autres résines.

La cinnaméïne est un liquide épais, miscible à l'éther, à l'alcool, à l'huile, bouillant à 305, demeurant acide au contact de l'air. La solution alcoolique de potasse la transforme, après un temps assez long, en toluol, en cinnamate qui se dépose en cristaux, et, en partie, en un liquide huileux, mélange d'alcool benzylique et toluol.

Cette cinnaméïne, traitée par une solution de potasse concentrée, se dédouble, comme l'a montré Scharling (Annuaire de chimie et de physique (3) XL VIIn page 385) en alcool benzylique et acide cinnamique. C'est donc un cinnamate de benzyle d'usage courant dans l'industrie des parfums, mais qui n'était pas utilisé avant nous en thérapeutique.

Léger pourtant, à la suite d'une communication (Société de Thérapeutique 11 février 1914), au cours de laquelle Schmitt passait en revue les différents cinnamates, s'étonnait de ce qu'on n'eût pas fait mention du cinnamate de benzyle qui mériterait, disait-il, d'être expérimenté comme un des *éthers naturels du Baume du Pérou.*

LES ÉTHERS DU BAUME DU PÉROU

Nos recherches, orientées vers l'utilisation de ces éthers, nous conduisirent, dès 1915, à une sélection. Nous avions le choix entre le cinnamate de benzyle et le benzoate de benzyle, qui tous les deux font partie de la cinnaméïne. Or, des études préliminaires, nous ayant montré l'action empêchante des dérivés benzylés, sur le développement *in-vitro* du bacille de Koch, nous avons a priori donné la préférence dans nos essais, au cinnamate de benzyle.

LE CINNAMATE DE BENZYLE

Le cinnamate de benzyle se présente sous l'aspect d'une masse ressemblant à un bloc de paraffine qui, dissous au bain-maris, donne un liquide huileux à odeur de benjoin. Celui dont nous faisons usage est un produit de synthèse chimiquement pur, soluble à chaud dans l'huile. Nous en avons étudié l'action physiologique, la toxicité.

Le *cinnamate de benzyle* est un *éther sel*, dont le résidu « benzyle » — CH^2 — $C^5 H^6$ est fixé sur l'acide cinnamique. C'est *un corps blanc, cristalisé, d'odeur suave*. Il fond à 72° et bout à 205° — 206° sous une pression réduite de 15 $^m/^m$ de mercure. Le cinnamate de benzyle est insoluble dan's l'eau ; il se dissout dans l'alcool, l'éther et les solvants organiques ainsi que dans les huiles.

Sous l'action des alcalis, il est saponifié et dédoublé en cinnamate de soude et alcool benzylique.

Le cinnamate de benzyle répond à la formule globale $C^{16} H^{14} O^2$. Sa constitution chimique est représentée par le schéma suivant :

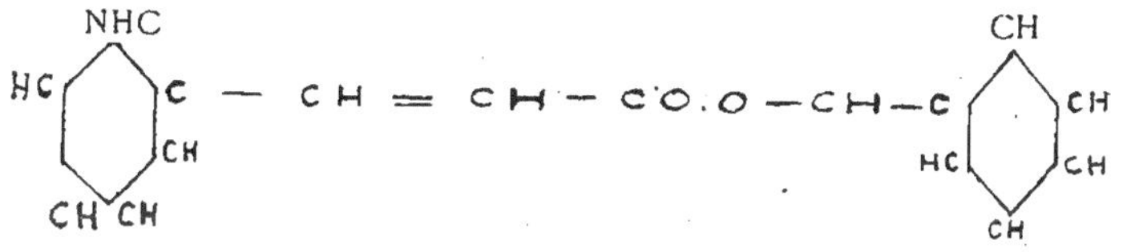

$$NHC{-}HC{<}C{-}CH = CH - CO.O - CH - C{>}CH$$

L'examen de cette formule montré une constitution très caractéristique. Tout d'abord l'existence d'une double liaison éthylénique, qui est une condition de mise en œuvre facile de réactions chimiothérapiques puis ensuite, la présence aux deux extrêmités de la chaîne d'un noyau benzynique.

Si l'on considère que les propriétés antiphymiques, décrites par LANDERER pour le cinnamate de soude, reposent à la fois sur la présence de la double liaison et d'un radical benzénique, on peut espérer renforcer cette action en introduisant dans la molécule un second radical benzénique, c'est ce que nous avons fait en choisissant à priori le cinnamate de benzyle.

Dans une série de travaux, publiés en 1919-1920 (*Société de Biologie*, 6 décembre 1919, 17 avril 1920.

30 octobre 1920), JACOBSON a étudié l'action de l'alcool benzylique *in vitro* sur les bacilles de Koch, sur la toxine tuberculeuse, sur le sang dans la tuberculose et a trouvé que, cet alcool exerce une action dissolvante sur les bacilles et une action empêchante sur la toxine.

Ces propriétés se retrouvent *in vivo* dans le cinnamate de benzyle, *qui donne naissance, au cours de son métabolisme, à de l'alcool benzylique.*

JACOBSON (L'*Ether éthylcinnamique* dans le traitement de la tuberculose pulmonaire. *Thèse de l'Université de Paris*. Mention Médecine 1919) a étudié l'action thérapeutique du cinnamate *d'éthyle* ou éther éthylcinnamique.

Le composé, dont il s'agit ici, est *un éther cinnamique* de l'*alcool ordinaire*. Il fond *à 12°*, par conséquent il est *liquide* à la température ordinaire.

Sa formule de constitution :

$$\underset{\displaystyle\substack{CH \\ \\ CH}}{\overset{\displaystyle CH}{\underset{CH}{\bigcirc}}} - CH = CH^2 - CO.O - C^2H^5$$

montre qu'il ne contient qu'un groupe benzénique, et que par saponification il donne du cinnamate de soude, et de l'alcool éthylique inactif.

La méthode que nous préconisons, est essentiellement différente, et il faut y faire entrer en ligne de compte, l'existence dans le cinnamate de benzyle des deux noyaux benzéniques thérapeutiquement actifs sur lesquels nous insistons plus haut.

Après avoir étudié, en 1916, les propriétés chimiques et physiologiques du cinnamate de benzyle, nous avons introduit cet agent dans la thérapeutique antituberculeuse. Les premières applications furent faites en 1917-1918 à l'hôpital auxiliaire 28 de la Société de Secours aux blessés, à Nice, dont nous étions le médecin-chef. La solution à base de cinnamate de benzyle et cholestérine, était préparée d'après notre formule, à la pharmacie de cette formation.

Au début, nous avions eu de grandes difficultés à nous procurer du cinnamate de benzyle chimiquement pur. Le produit nous fut fourni dans la suite gracieusement, avec toutes les garanties de contrôle, par⸱ les Etablissements de produits chimiques Dupont, d'Argenteuil, Seine, dont nous tenons à remercier ici bien vivement, les administrateurs.

Ces détails étaient utiles pour prouver nos droits de priorié à l'usage thérapeutique du cinnamate de benzyle, garantis au reste par un pli cacheté déposé à l'Académie des Sciences et par les attestations de nos confrères et du préparateur en pharmacie de l'hôpital auxiliaire 28.

Depuis 1918, nous avons utilisé en ville et au dispensaire, notre préparation. Sur un grand nombre de malades. Les résultats obtenus ont fait l'objet d'une première communication à l'Académie de Médecine, novembre 1920. F. Barbary : « Essais d'immunisation artificielle de l'organisme tuberculeux », bulletin de l'Académie de Médecine 16 Novembre 1920.

PROPRIÉTÉS PHYSIOLOGIQUES

Une injection intraveineuse de 0, 10 centigrammes de cinnamate de benzyle, par kilogramme d'animal, détermine les phénomènes suivants :

Dyspnée intense — tachycardie, puis battements irréguliers — Stupeur de l'animal dont les membres postérieurs se raidissent, s'allongent. Le train postérieur paralysé, le lapin tombe dans le coma. Les symptômes s'atténuent, disparaissent complètement après quelques heures.

Au dessus de dix centigrammes, coma profond, suivi de mort.

A *l'autopsie* — Congestion généralisée — Congestion intense — Nombreux foyers hémorragiques — Cœur droit dilaté — Congestion du foie — Congestion au niveau de l'encéphale.

Ces faits se rapprochent des constatations faites en 1908 par Blusson et Brissemoret au laboratoire de M. le Professeur Pouchet, à propos de l'acide cinnamique. Brissemoret attribuait, en outre, à l'acide cinnamique une action hypnotique par diminution de l'excitabilité motrice et reflexe du système nerveux central. La formule chimique expliquerait les propriétés pharmacodynamiques, la fonction acide C. O. H. participant à l'action sédative du groupement atomique O. H.

Un adulte de poids moyen peut recevoir jusqu'à 5 grammes de cinnamate de Benzyle. La dose thérapeutique active, variant entre *cinq et dix centigrammes* en 24 heures, on voit que cette dose est d'une innocuité absolue.

ACTION THÉRAPEUTIQUE

A dose thérapeutique active et suffisante, fixée par nous chez l'homme à dix centigrammes en 24 heures, les injections de cinnamate de benzyle provoquent une hyperleucocytose très active et transitoire qui favorise, par un phénomène de teinture, de chimiotaxie, le transport de l'agent et son assimiliation. Le tissu pulmonaire d'un lapin tuberculeux, recevant tous les deux jours une injection huileuse représentant un centigramme de cinnamate de benzyle, montre un processus de réparation par formation de tissu conjonctif évoluant vers la cicatrisation, avec

dilatation des capillaires, accumulation des leucocytes, rappelant le travail d'englobement cicatriciel
d'une lésion par corps étranger.

Ajoutons que la cholestérine, associé dans notre
préparation, facilite également le passage du cinnamate de benzyle au travers des membranes cellulaires.

LE LIPOÏDE CHOLESTÉRINE

Notre interprétation de son action thérapeutique

résultante indirecte de son caractère antigénique

Dans l'interprétation des actions bio-chimiques et
surtout thérapeutique de la cholestérine, on a trop
oublié que ce liquide est un antigène. C'est à ce caractère propre d'antigène vrai, que ce lipoïde doit de pré-
sider à la formation des anticorps. Cette interprétation, qui est nôtre, nous a permis de comprendre le
mode d'action de ce lipoïde dans la mise en état de
défense des organismes infectés, en général, tuberculeux en particulier.

Les données chimiques et bio-chimiques acquises
en France, en Allemagne, en Angleterre, sur les lipoïdes en général ont été condensées dans trois rapports
présentés au Congrès de Médecine de Bruxelles 19-22
Mai 1920 par MM. Zuns (Bruxelles), Chauffard, Guy-
Laroche, Grigaut (Paris), Linossier (Vichy).

Nous ne nous étendrons pas sur la répartition et le
rôle attribués depuis Overton aux lipoïdes dans la
cellule. Nous renvoyons à un article résumé de P.
Mulon (revue des sciences 30 Janvier 1914).

Nous nous attacherons plus spécialement à l'étude
de la cholestérine à laquelle nous nous sommes con-

sacrés depuis 1912. Après avoir, en 1912 et 1913, poursuivi des recherches sur la cholestérinémie dans la tuberculose, nous avons, dans la suite, utilisé les propriétés de ce lipoïde dans la défense de l'organisme infecté.

Nous devons rappeler ici que déjà en 1909, les Professeurs G. Lemoine et E. Gérard, de Lille, les premiers, avaient envisagé l'auto-protection de l'organisme par les lipoïdes (Tribune Médicale 24 avril 1909). Depuis, ces auteurs ont poursuivi des recherches sur l'exaltation des produits antitoxiques des lipoïdes (cholestérine, éthers oxydes de cholestérine, (paratoxine), etc...

Les travaux de Ranson, de Pascucci, de Tallqwist, Norgenrott, Luvaditi, Abderhalden à l'étranger ; ceux de Physalix, Chauffard, Carnot, Gérard, Lemoine, Vincent, Iscovesco en France, ont montré le rôle prépondérant d'un lipoïde : la cholestérine dans l'organisme normal. Signalée par Conradi, étudié par Chevreul, elle entre normalement dans la composition de presque tous les éléments cellulaires des humeurs de l'organisme.

Nous ne rappelerons que pour mémoire les actions hémolytiques et antitoxiques de ce lipoïde avant de bien mettre en lumière son rôle d'antigène pour nous, clef de son action dans les infections.

ACTION ANTI-HÉMOLYTIQUE

S'il y a encore divergences d'opinions au sujet de l'action favorisante ou entravante des lipoïdes dans le mécanisme de l'hémolyse, l'accord est fait sur le rôle anti-hémolytique de la cholestérine. Elle entrave dans le sérum l'action des saponines et de la lysocithine en contractant avec elle des combinaisons infinies.

Physalix le premier et, dans la suite, Tryes et Sachs ont montré que la cholestérine, ajoutée in-vitro à la toxi-lécithine du cobra est capable de la neutraliser complètement.

Mintz a obtenu les mêmes résultats et a pu détruire l'hémolyse du venin du serpent par la cholestérine.

Tallgvist a poursuivi des recherches du même genre sur le botriocéphale dont le corps contient des subs-tances hémolytiques créatrices de l'anémie pernicieuse qu'entraîne la présence de ce parasite. Ces substances hémolytiques sont neutralisées par la cholestérine. Nogughi, en 1902, a montré que l'action anti-hémoly-tique exercée par le lait et le sérum sanguin à l'égard de certaines phyto-hémolysines (Agaricine-Saponine) ou bactério-hémolysines étaient dûes à la présence, dans le sérum et dans le lait, de cholestérine et de lécithine.

Iscovesco a étudié très particulièrement l'action anti-hémolytique des lipoïdes du sang : la cholesté-rine possédant, d'après lui, un pouvoir anti-hémolyti-que considérable. Iscovesco en a proposé l'emploi thérapeutique dans le cas de déglobulisation, d'ané-mie, de tuberculose, de lymphatisme.

POUVOIR ANTI-TOXIQUE

Nogughi, Eisber, Muller et Cervaudin ont montré que la cholestérine contenue dans le sérum sanguin pouvait neutraliser la toxine tétanique.

On le comprend si l'on rapproche les faits de ceux de Wassermann et Takaki qui indiquèrent que le cerveau, précisément très riche en cholestérine, pos-sède également la faculté de neutraliser le poison téta-nique. Norgenroth et Reichter ont utilisé cette pro-priété de la cholestérine comme traitement du téta-nos. Minz reprenant l'étude de Physalix sur la pro-

priété de la cholestérine vis-à-vis du venin du cobra,
a prétendu que la cholestérine fixe l'hémotoxine que,
par contre, elle est incapable de fixer la neurotoxine.

Gérard et Lemoine, après avoir injecté la cholestérine à des cobayes tuberculeux avaient constaté chez
ces animaux un arrêt dans l'évolution des lésions.
Ils pensent cependant que le pouvoir anti-toxique de
la cholestérine est moins considérable que celui d'autres substances que l'on trouve associées à elle dans
les lipoïdes billaires (Oxy. cholestérine, éther, oxyde
de cholestérine, etc.) Calmette et Guérin par contre
(Académie des Sciences, Mars 1909), avaient déclaré
que le bacille bovin, après passage sur la bille, possède
une virulence plus grande vis-à-vis du cobaye que le
même bacille cultivé sur pomme de terre glycérinée
ordinaire. Breton a fait remarquer également que le
foie élimine chez les tuberculeux des bacilles virulents.

En réponse à ces expériences contradictoires, Gérard et Lemoine déclarèrent que leur extrait éthéré
de bille et cholestérine n'exerçait ses actions antitoxiques et bactériologiques qu'en présence du sérum
frais.

De son côté, Iscovesco a indiqué que l'action de la
cholestérine est plus intense après contact d'une
heure avec le sérum (Iscovesco — Société de biologie
— 1908).

Valois, dans une remarquable thèse sur la cholestérinémie, au cours de la tuberculose (Lyon 1913)
émet une opinion que nous partageons. Nous pensons
avec lui qu'il pourrait se produire vis-à-vis des toxines tuberculeuses le même phénomène que Minz a
signalé pour les venins. La cholestérine agirait seulement sur certaines parties des toxines, sur la partie
hémo-toxique. Elle pourrait entraver, par exemple,
l'action hémolytique des constituants de l'éthéroba-
cilline ou des acides gras qui constituent l'enveloppe
du bacille, sans agir sur les autres toxines tuberculeuses.

Aptitude des Lipoïdes au rôle de complément

Déjà, en 1907, Deyker et Reschad Bey, Den Méd. Wochens, t. xxxiii, page 89, 1907, avaient extrait d'une culture de streptotrix sur du lait un' lipoïde cristallisable, la Nastine. Injecté à des lépreux, elle provoquait une bactériolyse intense des bacilles lépreux et agissait par une immunisation active vis-à-vis des graisses qui imprégnent le bacille et lui permettent de résister aux agents de défense naturels de l'organisme.

En 1910, Berlin Méd. Klin-Wochens, 10 Janvier 1910, Kleinschmidt devait déclarer que la Nastine injectée aux lépreux provoque la formation d'anticorps fixateurs du complément.

Une combinaison de Nastine et de lipoïde détermine une fixation du complément avec le sérum de tuberculeux : ce phénomène est dû à la présence du lipoïde. On constate une analogie évidente entre la fixation du complément, par la combinaison Nastine lipoïde et par la tuberculine. La tuberculine réaliserait donc la fixation du complément par l'intermédiaire d'un lipoïde.

Erlich et Landsteiner ont nettement démontré, en 1908, Centralb. für Bakt XLV, page 247, le rôle de défense des lipoïdes dans un mémoire sur les *propriétés bactériodes des lipoïdes et leur aptitude au rôle de complément.*

D'après ces auteurs, la combinaison Sérum + Lipoïde égale la combinaison ambocepteur + complément. La bactériolyse peut se produire d'après eux par réaction sur les parties grasses du corps des bactéries et les compléments du sérum ont probablement des matières grasses.

Ces faits d'expériences, déjà très anciens, sont à rapprocher des résultats récents obtenus par Léonard Rogers dans la lèpre au moyen d'un acide gras extrait de l'huile de Chaulmogra en 1915 et en 1919 dans la tuberculose par un acide gras contenu dans l'huile de foie de morue « Le Morhuate de Sodium, Revue Internationale d'Hygiène Publique 1920.

La Cholestérine Antigène

Rôle de la Cholestérine dans la Réaction
Bordet-Gengou (Wassermann).

On sait que certaines substances et, parmi elles, des lipoïdes peuvent fixer le complément dans la réaction de Bordet-Gengou, sans être des antigènes au sens du mot.

Wurtmeyer, en 1906 ; Zeitsch, F. Immunistast 1913 ; Warden (Journal Of. Infec. diseases, 1915-1918 avaient déjà indiqué des faits démonstratifs mais la réaction de Wassermann devait donner des preuves irréfutables.

Au début, la réaction de Wassermann était considérée comme une réaction de Bordet-Gengou type. L'antigène était le foie, d'hérédo-syphilitiques abondant en tréponèmes. Le même micro-organisme pouvait à la fois provoquer la formation d'anticorps et le fixer. Actuellement, on sait que des organes non syphilitiques, le cœur, par exemple, et certaines substances chimiques appartenant aux lipoïdes lécithine — oléate de soude et surtout *cholestérine* peuvent se comporter dans la réaction comme le foie syphilitique.

Grigaut avait déclaré que « l'hypercholestérinémie accompagne les grands processus de l'immunisation et préside, d'une manière qu'il reste à déterminer, à l'édification des anticorps (cycle de la cholestérinémie. » *Le rôle d'antigène de la cholestérinémie, explique son pouvoir de provoquer l'apparition des anticorps. Ces anticorps formés progressivement dans les milieux humoraux, au sein d'un organisme tuber- culeux, jouent un rôle important dans la défense de l'organisme tuberculeux, dans son immunisation. Nous devons insister sur ce fait que, par contre, l'introduction d'anticorps étrangers, au moyen par exemple d'un sérum de cheval, préparé à cet effet, n'entraînera aucune modification dans l'état général des malades.*

Lipoïdes et phagocytose

Monsieur Linossier a montré l'analogie qui existe entre l'intervention des lipoïdes dans la bactériolyse et leur intervention dans la phagocytose (Congrès de Bruxelles, 19 et 22 Mai 1920).

Pour nous, *le taux de la cholestérine paraît être en rapport avec l'augmentation des coagulines des lysi- nes. Il serait également un facteur à intervention puissante dans la phagocytose.*

Nous avons vu que la propriété anti-hémolytique de la cholestérine est un fait acquis par l'expérience. Nous avons vu le rôle qu'elle peut jouer comme com- plément dans la réaction Bordet-Gengou. Il est donc facile de comprendre les modifications humorales que les variations de son taux peuvent entraîner dans l'organisme et la part que ce lipoïde peut prendre dans la lutte contre l'infection.

La Cholestérinémie au cours de la Tuberculose

Chez l'homme sain le taux normal de la cholesté- rine varie de un gramme quarante à un gramme quatre-vingt par litre de sérum sanguin.

Les recherches poursuivies dans ces dernières an- nées sur la cholestérine au cours des maladie infectieuses peuvent toutes se résumer dans les conclusions publiées dans la thèse de Grigaut, travaux du laboratoire de M. le Professeur Chauffard.

A. — L'hypocholestérinémie est la règle pendant les périodes fébriles des infections aigües et il semble exister un certain rapport proportionnel entre l'intensité du choc infectieux et l'abaissement du taux cholestérinémique.

B. — La courbe cholestérinémique dans l'infection est jusqu'à un certain point proportionnée à la courbe thermique dont elle suit l'évolution, mais les deux courbes se dessinent en sens inverse et s'entrecroisent au moment de la défervescence.

C. — La cholestérinémie suit pendant l'infection une évolution en rapport avec celle des autres processus réactionnels. L'hypocholestérinémie de la période d'état coïncide avec l'époque de moindre résistance de l'individu. C'est le moment où l'organisme cède devant l'intensité des phénomènes toxi-infectieux : c'est la période anergique ou de moindre réaction : c'est le moment où le sérum des typhiques se montre favorisant dans les expériences de P. Courmont et Dufour.

Au contraire, au début de la convalescence, au moment où l'organisme se libère de l'infection, l'hypercholestérinémie apparaît. C'est la période où le sérum des typhiques devient vaccinant et où se développent les grands processus de l'immunisation.

L'étude de la cholestérinémie chez les tuberculeux donne des résultats identiques. Déjà, en 1911, Messieurs Chauffard ; Richet fils et A. Grigaut (communication à la Société de biologie — 25 février 1911) déclaraient que chez les tuberculeux apyrétiques le taux de la cholestérinémie reste normal, tandis que chez les tuberculeux fébriles, il est constamment abaissé et cela d'autant plus que l'état général est plus mauvais ou la fièvre plus élevée.

Mois	Septembre							Octobre			
Jours de Maladie	24	25	26	27	28	29	30	1	2	3	4
T	m. s.	m. s.	m. s.	m. s.	m. s.	m. s.	m. s.	m. s.	m. s.	m. s.	m. s.
42°											
41°											
2.50 · 40°											
2 · 39°											
1.50 · 38°											
1 · 37°											
0.50 · 36°											
35°											

L'hypocholestérinémie a donc la valeur d'un élément de pronostic chez les tuberculeux, elle accompagne les poussées évolutives de l'infection, s'aggrave avec leurs progrès, disparaît avec leur rémission.

Valois « La Cholestérinémie chez les tuberculeux, thèse de Lyon 1913 » indique également que les variations du taux de la cholestérine dans le sérum d'un tuberculeux sont en rapport direct et très exact avec les modifications de l'état général.

L'hypercholestérinémie correspond à un état général satisfaisant — l'hypocholestérinémie à un état général précaire.

2° Le taux de la cholestérine est également fonction de la marche de la température.

L'apyrexie concorde avec un taux augmenté ou normal.

La fièvre hectique, au contraire, correspond toujours à de l'hypocholestérinémie.

3° La cholestérinémie dans le sang des tuberculeux constitue une indication précieuse au sujet du fonctionnement des glandes à sécrétion interne et en particulier des surrénales.

Hypercholestérinémie est synonyme d'yperfonctionnement salutaire de ces glandes, hypocholestérinémie, au contraire, signifie déchéance de ces éléments.

Personnellement, déjà en 1912 et en 1913, dans le service annexe des tuberculeux des hôpitaux de Nice, dit Service de Saint-Pons, nous avions, en collaboration avec M. le Docteur Paul-Louis Balestre, Chef du Service, procédé au dosage de la cholestérine dans le sang des tuberculeux. Depuis cette époque, nous avons étudié la cholestérinémie chez les bacillaires, les infectés, les grands blessés.

Afin d'éviter les erreurs nous avons, nous-mêmes, pris des observations, fait les prélèvements de sang. Les dossages furent exécutés par M. Daumas, docteur ès-sciences, bactériologiste des hôpitaux de Nice, dont les titres et l'expérience offraient toutes les garanties.

M. Daumas avait adopté le procédé colérimétrique et le cholestérimètre de Grigaut, méthode appliquée au laboratoire de M. le professeur Chauffard.

Nous en donnons ici la description empruntée à Grigaut (Le cycle de la Cholestérinémie, Paris 1913).

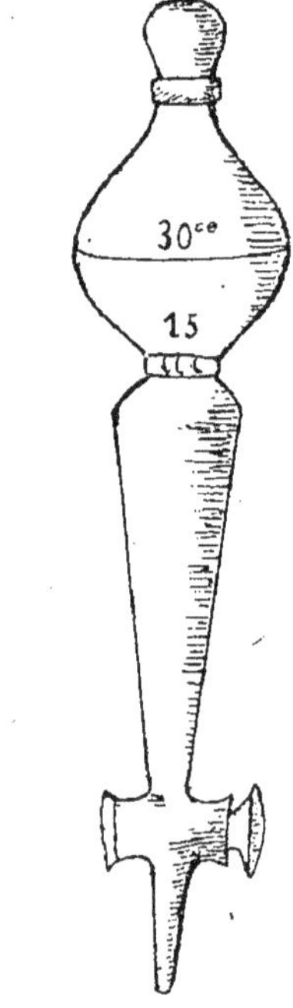

Cholestérimètre de Grigaut

PROCÉDÉ COLORIMÉTRIQUE

Solutions et Réactifs nécessaires : 1°) Une solution chloroformique exactement titrée de cholestérine contenant 0 gr. 06 de cholestérine pour 100 centimètres cubes.

2°) Alcool à 60° contenant 1/200° de soude.

3°) Alcool à 70° contenant 1/100e de soude.

4°) Ether sulfurique du commerce.

5°) Chloroforme du commerce.

6°) Anhydride acétique pur.

7°) Acide sulfurique à 66° Baumé

Technique. — Pour le sérum — Mettre dans un cholestérimètre 2 centimètres cubes de sérum, puis de l'alcool à 60° sodé jusqu'au trait de jauge marqué 15 centimètres cubes. Mélanger et ajouter de l'éther jusqu'au trait de jauge marqué 30 centimètres cubes. Boucher et mélanger à nouveau en retournant deux fois l'appareil.

Laisser reposer, soutirer la couche aqueuse inférieure et la remplacer par 20 centimètres cubes environ d'eau que l'on fera couler le long des parois de l'appareil. On abandonne au repos pendant 5 minutes ; on soutire l'eau et on procède à un second lavage dans les mêmes conditions.

Après séparation complète des eaux de lavage, l'éther est versé dans une capsule en porcelaine de 60 centimètres. On y joint les quelques centimètres cubes d'éther qui auront servi à rincer l'appareil à siccité au bain-marie.

Il reste dans la capsule un résidu formé de gouttelettes graisseuses que l'on reprend par 5 centimètres cubes de chloroforme. On dissout d'abord ce résidu dans 2 centimètres cubes environ de chloroforme ; on transvase dans une éprouvette graduée de 10 centimètres cubes, puis on rince soigneusement la capsule avec le reste du chloroforme employé en plusieurs fois que l'on joindra au précédent.

On pratique alors la réaction de Liebermann en mélangeant aux 5 centimètres cubes de la solution chloroformique, 2 centimètres cubes d'anhydride acétique pure et trois gouttes normales d'acide sulfurique et abandonnant au repos pendant une demi-heure.

En même temps, dans un autre tube gradué, qui sert d'étalon colorimétrique, on mélange de la même manière 5 centigrammes cubes de la solution chloroformique de cholestérine à 0 gr. 06 pour 100, 2 centimètres cubes d'anhydride acétique et 3 gouttes comptées au même compte-gouttes d'acide sulfurique.

Au bout d'une demi-heure, la coloration verte de Liebermann a atteint dans les deux tubes son complet développement.

On procède alors immédiatement au dosage colorimétrique.

Pour ce faire, on peut d'une manière très simple, verser 5 centimètres cubes de deux solutions colorées dans les tubes d'un colorimètre à dilution et amener l'égalité des teintes en diluant, selon les cas, l'un ou l'autre des deux liquides avec un mélange dans les proportions précédentes de chloroforme, anhydride acétique et acide sulfurique.

Soit alors N. le nombre de centimètres cubes marqué par la solution diluée.

Le chiffre P. de la cholestérine contenue dans un litre de sérum sera donné par les relations suivantes :

1°) Dans le cas de dilution de la solution à doser :

$$P. = 0.30 \times n \text{ grammes}$$

2°) Dans le cas de dilution de l'étalon

$$P = \frac{7.50}{n} \text{ grammes}$$

Le premier résultat de nos expériences fut que la cholestérinémie dans la tuberculose n'est pas soumise à une loi générale.

En effet, les observations détaillées faites minutieusement et que l'on trouvera jointes à notre travail indiquent les taux les plus variables.

Le taux normal de la cholestérine établie par Grigaut oscille entre 1 gr. 40 et 1 gr. 80 par litre de sérum.

Si, parmi les malades suivis par nous, nous prenons au hasard 21 sujets à bacillose bactériologiquement confirmée, nous trouverons les chiffres suivants :

1 gr.	41	0/00		Hypo
1 »	—	—		Hypo
1 »	45	—		—
0 »	87	—		—
1 »	90	—		Normal
1 »	15	—		Hypo
1 »	80	—	›	Normal
1 »	36	—		Hypo
2 »	10	—		Hyper
1 »	01	—		Hypo
1 »	05	—		—
1 »	20	—		—
1 »	—	—		—
1 »	20	—		—
1 »	30	—		—
1 »	74	—		Normal
1 »	25	—		Hypo
1 »	35	—		—
1 »	04	—		—
0 »	50	—		—
1 »	55	—		Normal

Sur 21 tuberculeux, le taux de la cholestérine était normale pour 4 d'entre eux.

Le taux était au dessus de la normale pour 1 malade.

16 étaient au dessous de la normale.

Mais cette hypocholestérinémie est très relative puisque deux malades seulement ne possédaient pas 1 gramme par litre et que 3 d'entre eux oscillaient autour de la normale.

Le dosage méthodique de la cholestérine dans le sang des tuberculeux nous a conduit à rechercher quelle relation existait pour chaque tuberculeux entre le taux de la cholestérine et l'évolution de l'infection.

La mise en observation prolongée de nos malades nous a prouvé que l'âge de la bacillose, la gravité des lésions n'entraînaient pas fatalement une diminution de la cholestérine.

Prenons comme exemple un malade suivi par nous. Ce malade a eu des hémoptysies abondantes. Au moment du prélèvement du sang, il a des transpirations, de la dyspnée, de la tachycardie, une expectoration muco-purulente avec examen positif. La température oscille entre 37°-5 et 38° le soir. Il souffre de la laryngite. A l'auscultation, à gauche, en arrière, fosse sus et sous épineuse, râles, frottements, respiration soufflante. En avant, matité sous-claviculaire, à droite matité, fosse sous-épineuse et obscurité respiratoire ; en avant, à droite, râles sous crépitants, région sous-claviculaire.

La maladie, chez ce sujet, est ancienne, les lésions au sommet droit très graves.

Mais le malade lui-même, âgé de 25 ans, monteur-mécanicien, est encore vigoureux, le terrain de défense résiste, malgré la gravité des lésions. Le taux de la cholestérine est de 1, 45, presque la normale.

Un autre malade, âgé de 32 ans, garçon de café, atteint également de laryngite, a maigri depuis plusieurs mois, il a de la diarrhée, sa température oscille entre 38°-39° et même 40° le soir ; à l'auscultation, les lésions sont légères, peu étendues ; à gauche, au sommet, des frottements, râles, quelques râles humides ; à droide de la submatité, des frottements.

Ici, le terrain est misérable, la tuberculose a évolué sur un individu anémié, surmené, le taux de la cholestérine est de 0, 87, très au-dessous de la normale.

Un troisième malade, âgé de 27 ans, cuisinier, a eu des hémoptysies répétées à 19 ans, depuis bronchites fréquentes.

A l'examen, on constate, à droite de la matité, râles muqueux de la bronchite diffuse.

En avant, respiration soufflante ; à gauche, en arrière, craquements, bacilles abondants.

Ce malade a eu de fréquents accès d'asthme, il a une apparence vigoureuse, pèse 66 kilos, sa température oscille entre 36°, 37°, 38°.

Le malade donne l'impression d'un emphysémateux arthritique qui résiste. Ici la sclérose paraît procéder

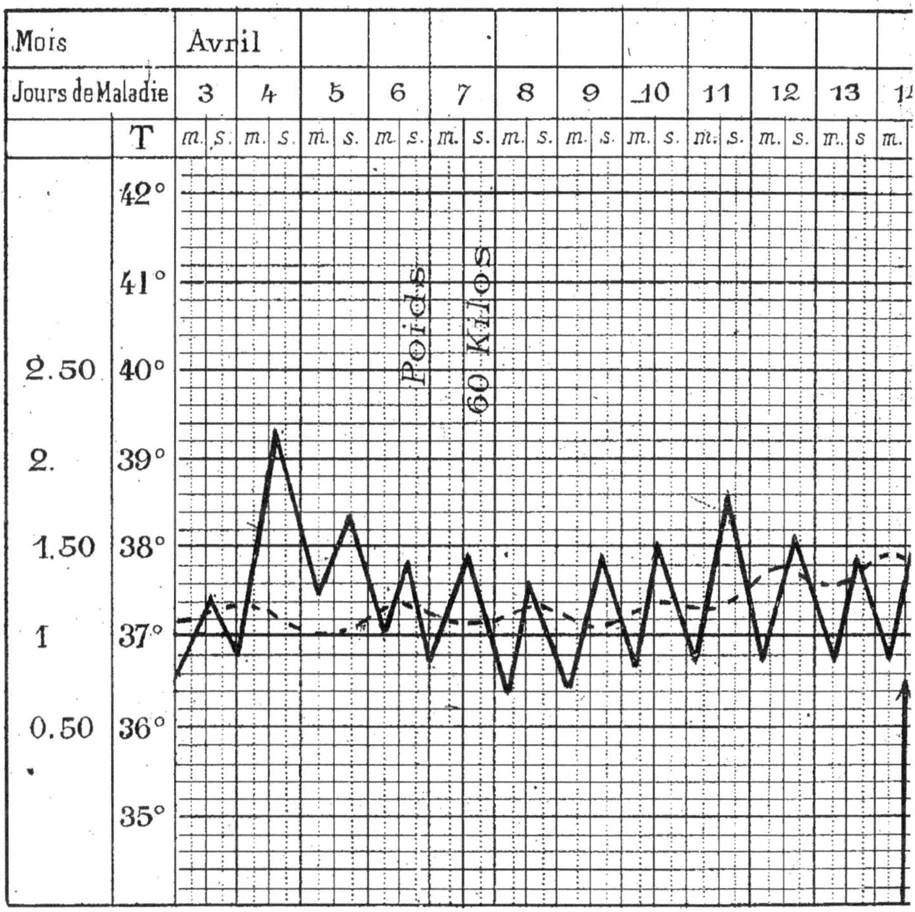

Mois	Avril											
Jours de Maladie	3	4	5	6	7	8	9	10	11	12	13	1⁴
T	m. s.	m. s.	m. s.	m. s.	m. s.	m. s.	m. s.	m. s.	m. s.	m. s.	m. s.	m.

Oservation   X X X Injections de Cholestérine

     VVV Température

     Courbe de la Cholestérine

à une auto-protection de l'organisme. Cholestérine
1 gr. 80.

Le dosage de la cholestérine chez les tuberculeux a
forme scléreuse nous a été confirmée par d'autres observations.

Une observation avec 1 gr. 80 de cholestérine.
Une observation avec 1 gr. 90 de cholestérine.
Une observation avec 1 gr. 74 de cholestérine.

Il s'agit d'observation de bacillaires ayant pour
deux d'entre eux des lésions avancées, pour l'autre
une forme moins grave, mais tous étaient des congestifs hémoptysiques à réactions plus ou moins violen-
tes avec tensions élevées et symptômes d'artério-
sclérose.

Les résultats de nos recherches aboutissent aux
conclusions suivantes :

1°) *La cholestérinémie dans la tuberculose n'est
pas soumise à une loi générale.*

2°) *Chez les bacillaires, si le taux de la cholestérinémie n'a qu'un rapport très approximatif avec la gravité des lésions elle représente par contre un véritable
index de la résistance du terrain.*

Nous nous élevons donc contre une déclaration
faites par M. Bossan indiquant que tandis que dans
les maladies infectieuses : pneumonie, fièvre typhoïde,
scarlatine, rougeole, endocardité, il y a un abaissement notable de la cholestérinémie, *dans la tuberculose avec ou sans fièvre le taux de la cholestérine dans
le sang reste normal* (M. Bossan, de la fièvre chez les
tuberculeux et sa pathogonie. Paris-Médical 10 sept,
1921), *cite les communications de M. Chauffard —
Ch. Richet — et Grigaut,* Société de Biologie, 25
Février 1911 et Société Méd. des Hôp., *mais il y a
erreur d'interprétation de sa part.*

La communication de M. Chauffard, Richet et
Grigaut de 1912 disait en substance « chez les tuberculeux apyrétiques le taux de la cholestérine reste

normal tandis que chez les tuberculeux fébriles il est constamment *abaissé* et cela d'autant plus que l'état *général* est *plus mauvais* ou la fièvre plus élevée. »

Dans son ouvrage de 1913 (Le cycle de la cholestérinémie, page 89, Grigaut répète encore que « si la cholestérinémie est en effet *constamment abaissée* chez les tuberculeux présentant une température de 39° à 40° avec grandes oscillations thermiques on observe, au contraire, aucun abaissement dans la tuberculose apyrétique ou subfébrile quelle que soit la période de la maladie. »

Le taux de la cholestérine est donc variable dans la tuberculose. Les recherches de M. Chauffard, C. Richet, Grigaut, celles de Gérard et Lemoine, les nôtres le prouvent nettement. Ce qu'il faut comprendre c'est que, s'il n'y pas de relations directes de cause à effet entre le processus de tuberculisation du poumon et l'abaissement du taux de la cholestérine ; il y a relation de cause à effet, entre la réaction de défense de l'organisme contre l'infection tuberculeuse, et les variations du taux de la cholestérine sanguine — Comme nous *l'avons* dit *véritable index du pronostic.*

Ainsi est-il possible de donner, sa juste valeur, à la théorie si longtemps soutenue de l'arthritisme réfractaire à la tuberculose.

La courbe de la cholestérinémie chez les arthritiques montre que le taux de la cholestérinémie est chez eux toujours élevé et qu'ils sont naturellement en état de résistance, mais non invulnérables.

Pratiquement, il découle de ces faits acquis qu'on doit considérer la cholestérine, comme le facteur le plus important de défense dans toutes les infections, dans l'infection tuberculeuse en particulier, où elle devra être associée à une des substances à action directe sur l'élément bacillaire.

Ces considérations nous ont conduit à créer *une*

mise en état de résistance par *hypercholestérinémie provoquée.*

Cette hypercholestérinémie provoquée nous avait permis, en 1916, de créer une mise en état de défense de l'organisme infecté (Infections secondaires à des complications pleuro-pulmonaire, infections secondaires au paludisme, états para-typhiques). L'infection avait été rapidement modifiée par des injections d'huile camphrée à hautes doses et cholestérinées.

Chez les grands blessés, en particulier, lésions articulaires, lésions osseuses, lésions abdominales, lésions pulmonaires, lésions vasculaires, etc..., nous insistions sur ce fait que démontraient les observations recueillies par nous, nous avions pu compléter l'action chirurgicale directe par une thérapeutique générale de l'organisme infecté ; thérapeutique basée sur l'action immunisante créatrice d'anticorps de la cholestérine, jointe à l'action antitoxique et dynamique du camphre à hautes doses.

Les résultats obtenus, nous autorisèrent à déclarer que, pour obtenir la guérison complète, rapide des grands blessés, des surmenés de guerre, une thérapeutique de mise en état de résistance de l'organisme doit marcher parallèlement avec la thérapeutique chirurgicale.

Cette thérapeutique de mise en état de résistance pourrait être appliquée :

1°) Au blessé, dès les premières heures. Elle développerait chez lui son action dynamique vis à vis de l'organisme surmené et son action antithémolytique vis à vis des infections latentes.

2°) A l'opéré. Elle développerait chez lui son action dynamique et antitoxique et activerait l'entrée en fonction des éléments de défense, combattrait l'asthénie cardiaque, la dépression nerveuse et hâterait la convalescence.

La mise en pratique même de la méthode est des

plus simples puisqu'elle se réduit à des simples injections de 5 grammes applicables en tous lieux, en toutes circonstances (Méthode de mise en état de défense de l'organisme infecté — communication à l'Académie de Médecine, Barbary, 26 sept. 1916). Maloine, édit. Paris.

La même idée directrice devait nous faire étudier la cholestérinémie dans la tuberculose et nous guider vers une thérapeutique de cette maladie.

L'origine de la cholestérine fait comprendre l'abaissement de son taux dans la bacillose confirmée.

Les travaux de Messieurs le Professeur Chauffard et Guy-Laroche les ont conduits à reconnaître dans la glande surrénale et le corps jaune deux centres importants de la cholestérinémie et le lieu principal d'origine de la cholestérinémie du sérum.

La surrénale, en particulier, serait l'organe le plus riche en cholestérine de l'organisme : 45 grammes chez l'homme ; 55 grammes chez la femme pour 1.000 grammes de substance fraîche. Une relation étroite relie le fonctionnement de la glande surrénale au point de vue cholestérinigenèse, à la teneur en cholestérine du sérum. Ces faits acquis sont à rapprocher des observations d'Emile Sergent sur l'importance de la notion d'insuffisance surrénale et du rôle de l'opothérapie surrénale en médecine et en chirurgie d'Armée (Académie de Médecine, 7 sept. 1915). Sergent recommandait chez les typhiques, les grands blessés et les surmenés des injections d'adrénaline de deux à trois milligrammes en quatre à six doses.

Ravaut et Krolunitsky (Société Médicale des Hôpitaux 16 juillet 1916. Nous mêmes (Académie de Médecine, 26 septembre 1916) nous avons fait les mêmes constatations. L'hypocholestérinémie peut être envisagée non comme une décholestérinémisation, mais comme le résultat d'une miopragie glandulaire (Valois). Devant les conclusions très nettes des auteurs, devant les résultats de nos recherches personnelles, notre idée directrice a été de favoriser artificiellement une hypercholestérinémie qui paraît coïncider avec les processus de l'immunisation et démontrer le rôle anti-toxique de la cholestérine.

L'augmentation rapide du taux de la cholestérine dans le sérum sous l'influence de nos injections semble anormale en raison de la dose injectée. Vidal, Weil, Laudat, poursuivant des expériences sur l'hypercholestérinémie d'origine alimentaire, avaient constaté, chez des individus sains, à la suite de repas déterminés contenant dans les aliments un chiffre de cholestérine inférieur à 0.50, une augmentation de 0, 65 pour un sujet ; de 0, 47 pour un second, *par litre de sérum.*

Cette énorme disproportion entre l'apport alimentaire de la cholestérine et l'augmentation relativement considérable dans l'organisme ne pouvait s'expliquer que par la formation d'une certaine quantité de cholestérine au dépens des graisses ingérées.

Nous attribuons, nous, l'augmentation surprenante et incontestable qui suit nos injections à une mise en action de la fonction cholestérinigène des surrénales à une hypercholestérinémie par hypergenèse.

La cholestérine injectée amorcerait d'abord, suractiverait ensuite, la sécrétion d'une glande insuffisante chez les infectés, les surmenés, les tuberculeux.

LE VÉHICULE HUILE CAMPHRÉE
Son rôle particulier

Le Cinnamate de benzyle, la cholestérine, se dissolvent dans l'huile. En adoptant comme véhicule l'huile camphrée, nous avons voulu, à côté des facteurs d'immunisation, placer un agent qui, à une action générale dynamique et antitoxique reconnue, joint des affinités chimiques très particulières avec la cholestérine.

Les actions dynamique et antitoxique ont fait l'objet de nombreux travaux que nous résumerons très brièvement.

Le Docteur Baudet, de Toulouse, pour lutter contre les grandes infections chirurgicales, injecte 20 centimètres cubes d'huile camphrée pendant cinq à six jours. Dans certain cas d'infection grave, il a injecté matin et soir jusqu'à 50 centimètres cubes d'huile camphrée, soit en 24 heures une quantité égale à 10 grammes de camphre.

La tolérance de ces doses massives est parfaite, sans le moindre signe d'intoxication. Les résultats obtenus par le Docteur Baudet lui font admettre que le camphre à dose massive joue un rôle antitoxique.

Seiber, de New-York, partage cette opinion et il a montré qu'un lapin recevant une dose mortelle d'émulsion de pneumocoques, se rétablit en quelques jours, si on lui administre une injection sous-cutanée de 1 centimètre cube d'huile camphrée à 20 %.

Esser, de Bonn, a donné sans inconvénient 23 grammes de camphre en 4 jours en injections, à un homme de 43 ans. Il a injecté également 12 grammes de camphre à un enfant de 4 ans, en cinq jours.

Wütz a donné à des nourrissons atteints d'entérite 0, 80 centigrammes de camphre.

Oppenheim et Crépin ont obtenu des résultats remarquables chez des vieillards atteints de pneumonie et de broncho-pneumonie. Ces malades recevaient 3 ou 4 injections de 5 centimètres cubes en 24 heures, soit 3 ou 4 grammes de camphre en 24 heures.

Lafon (thèse de Paris, 1911) a montré également les bons effets du traitement des pneumonies chez les vieillards par les injections d'huile camphrée à hautes doses : 15 à 20 centimètres cubes d'huile camphrée à 20 % deux ou trois fois en 24 heures.

Enfin, Heitz-Boyer (Société de Chirurgie, 18 février 1918) a montré le rôle bienfaisant de l'huile camphrée en injections intra-veineuses chez les grands blessés en état de Shock. Le Moignic et Gautrelet (Société de Biologie, 25 mai 1918) ont constaté que les injections intra-veineuses d'huile camphrée, en favorisant la circulation pulmonaire d'animaux en expérience, augmentaient secondairement l'amplitude cardiaque.

Laper et Fumouze les préconisent dans la grippe à côté des sérums adrénalinés ou sucrés.

Propriétés chimiques communes aux Camphres et à la Cholestérine

Acide cholestérique
$C^9 H^{12} O^6$
CHOLESTÉRINE

La cholestérine appartient au groupe des stérines ainsi nommés par Abderhalden. Ce sont des alcools non saturés à poids moléculaires élevés qui, de par rapport des atomes du carbone aux atomes d'hydrogène, se placent au voisinage des polyterpènes.

La cholestérine $C^{27} H^{46} O$ fond à 145° — 148°, elle bout à 360°, elle est lévogyre (a) $D = 36°,61 + 0,249$ en

CAMPHRES
Acide camphorique
$C^8 H^{14} (C O^2 H^2)$

Les camphres, d'une manière générale, sont des substances dérivées des hydroterpènes qui ont une fonction chimique voisine des fonctions alcooliques et cétoniques. La constitution la plus simple est comprise entre $C^{10} H^{14} O$ et $C^{10} H^{20} O$.

Ceux qui répondent à cette dernière formule jouissent des propriétés des composés saturés ; les autres présentent la plus grande solution chloroformique. La cholestérine est le seul représentant du groupe des stérines dans le corps humain ; groupe auquel se rattachent un grand nombre d'alcools retirés des animaux et des végétaux. Dans les études faites sur l'acide cholalique, puis sur l'acide cholestérique, Latschinoff attribua à l'acide cholestérique la formule $C^9 H^{12} O^5$ ou $C^9 H^{12} O^6$ et lui donna le nom d'acide cholécamphorique en le considérant comme isomère sinon identique de l'acide camphorique ou oxy-camphorique, dérivé du camphre $C^8 H^{14} (C O^2 H)^2$

partie des propriétés des substances incomplètes et sont facilement oxydables et susceptibles d'addition.

Le camphre du Japon utilisé en thérapeutique $C^{10} H^{16} O$ appartient à la série des alcools et cétones du groupe camphraniques P.F.$=175^o$, P,F.$=204$, D $= 0,975$.

En solution alcoolique, il dévie à droite.

Son pouvoir rotatoire diffère avec sa provenance.

Weyl a indiqué que l'acide cholalique, l'essence de térébenthine et le camphre donnent la réaction dite de Schiff comme la cholestérine. Evaporation à feu nu dans une capsule de porcelaine d'un mélange de cholestérine, d'acide chlorhydrique et de quelques gouttes d'une solution de chlorure de zinc. On obtient une coloration rougeâtre qui passe au violet, puis au bleu.

Cette réaction décrite tout d'abord par Schiff pour la cholestérine et retrouvée par Weyl pour les corps précédents et pour les hydrocarbures terpéniques dérivés de la cholestérine : l'*a* cholestérone ; la *b* cholestérone : l'*a* cholestérilène, met en évidence les

liens qui unissent la cholestérine et l'acide cholalique
entre eux, et aux terpènes dont ils semblent être pro-
ches parents — Grigaut, Cycle de la cholestérinémie,
page 25).

Applications thérapeutiques

Les propriétés du cinnamate de benzyle et de la
cholestérine ont été associées, par nous, dans une préparation dont nous avons nettement fixé la formule.
Chacun des composants, provoque sur les milieux
humoraux, une ou des actions bio-chimiques que nous
avons examiné longuement. La résultante manifeste
son pouvoir progressivement par étapes et nous permet de réaliser l'objectif principal de notre méthode
— un arrêt dans l'évolution de l'infection — une sorte
d'immunisation artificielle de l'organisme tuberculeux.

La formule à laquelle nous nous sommes arrêtée
définitivement est la suivante :

Cinnamate de benzyle .... 0, 05 centigr.
Cholestérine pure .... 0, 10 centigr.
    Camphre .... 0, 25 centigr.

Huile d'olives pure lavée à l'alcool 5 c. c. pour une
ampoule.

Au début de nos recherches, l'action du cinnamate
de benzyle, utilisé par nous, à des doses timides, mal
définies, était souvent infidèle. La toxicité, reconnue
inexistante, dans une dose nettement fixée, nous avons
pu interpréter avec précision les faits recueillis sur
une centaine de malades, suivis très longtemps et
observés avec toutes les garanties scientifiques, examens bactériologiques, examens radiologiques, etc.

Dans la tuberculose fermée, la dose de cinq centigrammes de Cinnamate de benzyle et dix centigram-

més de Cholestérine contenu d'une ampoule, est suffisante. Dans la tuberculose bactériologiquement conformée, cette dose doit être portée à dix centigrammes de Cinnamate de benzyle, vingt centigrammes de Cholestérine soit deux ampoules.

Au début une injection tous les deux jours, après 4 ou 5 injections, on pratiquera les injections chaque jour ou tous les deux jours ; mais on ne devra interrompre la cure qu'après 25 ou 30 injections, repos de quelques jours et reprendre.

Ces injections sont applicables dans tous les cas sans contre indication nous en indiquerons la technique détaillée plus loin, page 49.

La thérapeutique à actions bio-chimiques directes sur les milieux humoraux et qui vise la bacillose procède par étapes. L'immunisation artificielle se manifeste progressivement.

Il y a intérêt à l'adopter dès la période de germination, d'imprégnation bacillaire, dès que l'exploration méthodique des principaux organes ou des principales fonctions peuvent faire craindre un ensemble de prœ-tuberculose (anorexie, troubles dyseptiques, amaigrissement, légère élévation de température le soir ou à l'épreuve de marche, phosphaturie hypocholestérinémie rudesse respiratoire, examen de la zone d'alarme, etc). On peu ainsi procurer à ces terrains menacés une résistance particulière aux *réinfections :* on peut les faire profiter de cette résistance à laquelle on a donné le nom de phénomène de Koch et dont Calmette décrit les caractères dans son traité (Infections bacillaire et tuberculose, page 518).

On doit l'appliquer également comme une méthode de cure préventive chez les *prédisposés,* enfants *lymphatiques,* porteur de stigmates de *scrofule,* enfants *héritiers de la graine.*

Wright a insisté sur la richesse en lipoïdes du tissu lymphoïde. Il convient donc de veiller sur ce rôle protecteur, d'en maintenir les éléments à un taux suffisant pour permettre aux ganglions lymphatiques de remplir la fonction de véritables barrages de germes venus de l'extérieur.

Les ganglions situés aux voisinages des zones contaminées s'hypertrophient:

Les lymphatiques leur apportent des masses de globules blancs qui viennent remplir un rôle phagocytaire.

Wright a indiqué que la phagocytose s'exerce surtout grâce à l'action des lipoïdes cholestériques qui sont contenus en abondance dans la partie externe des globules blancs.

Dan's la tuberculose confirmée, la mise en action immédiate de la thérapeutique immunisante par les agents d'auto-défense est applicable, nous le répétons, dans tous les cas sans contre-indication.

Constatations cliniques et bactériologiques

Après 20, 30, 40 injections, on constate des modifications dans l'état général (retour des forces, appétit, diminution progressive de la fièvre) des modifications des phénomènes locaux, régression des lésions, en évolution vers la forme torpide.

Ces signes généraux que l'on rencontre chez des sujets améliorés par d'autres cures, pour une période plus ou moins longue, *concordent ici avec des constatations scientifiquement controlées :* 1° Des modifications humorales visibles au cours des examens microscopiques.

2° La diminution des nombres des bacilles, *leur disparition progressive.*

Nous répétons encore ici que la méthode d'immunisation artificielle demande une certaine durée : elle procède par étapes et ne vise donc pas les périodes ultimes de la maladie.

1.° *Sang et éléments figurés.* — Augmentation du nombre des globules rouges — formule leucocytaire de résistance caractérisée par une leucocytose avec nombreuses cellules macrophages polynuclées et cosinophilié parfois élevée.

2° *Crachats.* — Dans les crachats, les bacilles apparaissent tout d'abord agglutinés en partie, quelques uns isolés, emmurés par des macrophages polynuclées. Dans la suite, par étapes, les amas deviennent de plus en plus petits, les leucocytes mononucléaires apparaissent, les bacilles sont isolés, de plus en plus rares et *finissent par disparaître complètement.* Cette disparition des bacilles est un fait qui a frappé plusieurs de nos confrères en raison de sa rapidité chez quelques malades.

Elle se manifeste progressivement et après un nombre d'injection, variable avec la résistance du terrain, à l'état de déchéance de chaque organisme, en un mot avec l'individualité soumise au traitement.

Interprétation du mécanisme des actions associées de la Cholestérine et du Cinnamate de benzyle dans l'immunisation progressive.

Au cours du traitement après un certain nombre d'injections, il nous a été donné, assez souvent, d'observer des bacilles en apparence dégénérés. Sur plusieurs préparations (toute cause d'erreur contrôlée), apparence de débris coloriés extrêmement tenus. Ces résultats ne sont pas attribués par nous à une bactériolyse au sens propre du mot.

Monsieur le Professeur Calmette avait déjà indiqué

combien était discutable la bactériolyse attribuée à des sérums, à des agents de cure (Calmette « L'infection bacillaire chez l'homme et chez les animaux », pages 360-361). Les recherches de MM. F. Bezançon et A. Rollot ont permis de déclarer qu'il est prématuré de considérer la transformation de bacilles homogènes en granuleux comme une bactériolyse à laquelle s'attache un caractère d'amélioration d'une poussée tuberculeuse (F. Bezançon et A. Rollot, section d'études scientifiques de l'œuvre de la tuberculose, 12 Février 1921 — Variations morphologiques du bacille tuberculeux au point de vue du diagnostic et du pronostic de la tuberculose pulmonaire.) —

Ce résultat thérapeutique des injections de cinnamate de benzyle et cholestérine est démontré par un fait contrôlé scientifiquement. La disparition progressive des bacilles concordant avec un processus de réparation par formation de tissu conjonctif.

Si la membrane adipo-cireuse, qui protège le protoplasma du bacille, paraît un obstacle invulnérable à l'action des leucocytes, *il nous faut admettre que les réactions de défense produites par la préparation sont dûes à la mise en action de diastases cellulaires et parmi elles les coagulines et les lysines.* Nicolle a montré que les lysines sont des agents de décondensation, qui attaquent les cellules microbiennes d'une façon plus ou moins brutale et en libèrent des poisons auxquels on a donné le nom d'antitoxines vraies (Nicolle annales de l'Institut Pasteur 1908, pages 132 et 237).

Le sérum des tuberculeux est devenu très agglutinant et les lysines semblent, si elles n'ont pas directement attaqué le bacille, avoir du moins modifié les produits de sécrétion, les sucs protoplasmiques en pénétrant la membrane.

Sous l'influence de la Cinnémaïne et de la Cholestérine, la défense de l'organisme semble s'opérer par un mécanisme identique à celui que provoque, vis-à-vis des éléments infectieux des substances diastasiques du sérum, l'alexine et les sensibilisatrices.

Bordet a indiqué que « les sensibilisatrices opèrent une sorte de mordançage qui permet aux microbes ou aux cellules étrangères de fixer l'alexine comme un tissu mordacé fixe une teinture. Les microbes et les cellules sensibilisés deviennent alors aptes à se laisser dissoudre par l'alexine ou digérer par les leucocytes ».

PHARMACOLOGIE–POSOLOGIE

A l'hôpital auxiliaire 28 à Nice en 1917-1918, dans la suite au dispensaire d'hygiène sociale de la Société de secours aux blessés, la solution utilisée par nous, était préparée sur nos indications à la pharmacie de ces établissements. Nous n'avons jamais fait un secret de notre formule qui fut donnée à nombre de malades.

Il convient de bien insister sur ce fait que : *La pureté des agents utilisés est indispensable pour assurer l'action bio-chimique de la préparation. Le cinnamate de benzyle, n'étant employé jusqu'ici que dans l'industrie, demande une vérification spéciale.*

La cholestérine doit être chimiquement pure. Les travaux d'Abderhalden et Legout et ceux d'Hausmann ont indiqué le mode d'action de la cholestérine. D'après ces auteurs, la cholestérine contient un groupe alcoolique secondaire et elle est anti-toxique par le groupe hydroxyl. Si ce groupe O. H. vient à manquer, la cholestérine perd son caractère antihémolytique et antitoxique.

Enfin, il est indispensable de n'*utiliser comme véhicule que l'huile d'olive pure.* Les travaux de Willian, H. Mock et Willian, G. Wander (Archi. of dermat and sypil, Mars 1902). Ceux de M. Jacob, en 1917 et les travaux plus récents de M. Lenormant, la communication de MM. Letule et Alglave ont montré que l'on doit proscrire complètement, dans les préparations, des huiles injectables, les huiles minérales, huile de vaseline, etc., capables de donner de véritables tumeurs sous l'aspect de vaselinomes fibreux.

Avec la solution camphrée — Cinnamate de benzyle — Cholestérine, utilisant comme véhicule, *l'huile d'olive pure* nous n'avons jamais eu, durant cinq ans en ville ou au dispensaire, ni abcès, ni induration persistante — aucune réaction locale.

L'huile d'olive *pure* doit être *bien lavée* à l'alcool ou *purifiée* par un autre procédé.

Le camphre, la cholestérine, le cinnamate de benzyle se dissolvent dans ce milieu, admirablement aux doses fixées dans notre formule. On sait que Lifschütz, en oxydant l'acide oléique par le permanganate de potasse, a réalisé une sorte de synthèse de la cholestérine aux dépens des graisses, qui fait comprendre l'affinité de la cholestérine avec l'huile d'olives. Nous avons montré d'autre part les affinités chimiques très particulières du camphre et de la cholestérine.

Préparation de la Solution

A un kilogramme d'huile d'olive pure, ajouter cinquante grammes d'éther qui se dissolvent et rendent l'huile plus fluide.

Ajouter 300 grammes d'alcool à 90°, laisser 12 h. en présence en agitant souvent et fortement.

Faire une première décantation au moyen d'un entonnoir de verre à obturateur.

Ajouter à cette huile décantée, encore 300 grammes d'alcool à 90°, laisser de nouveau 12 heures en présence en agitant souvent et fortement.

Faire une deuxième décantation avec l'entonnoir de verre muni d'un obturateur.

Sur un feu très doux, en raison de l'éther que peut encore contenir l'huile, faire chauffer celle-ci jusqu'à l'absence totale des bulles, par lesquelles s'évapore l'alcool.

L'huile étant chaude, on incorpore la quantité de cholestérine nécessaire pour la préparation. La cholestérine dissoute, on retire l'huile du feu : lorsqu'elle est à moitié refroidie on ajoute le camphre finement pulvérisé et le cinnamate de benzyle. Dissolvez et filtrez sur papier ; mais pour éviter la longueur de cette dernière opération, il faut veiller à ce que l'huile soit encore assez chaude — au besoin la remettre sur le feu. Divisez en ampoules de 5 grammes et stériliser à 120°.

Si nous avons décrit en détail, le mode opératoire utilisé durant longtemps par nous, c'est pour montrer tout ce que demande de *minutie* et de *patience* la solution cholestérine, cinnamate de benzyle, huile camphrée *dans le laboratoire d'un service hospitalier.*

A la suite de notre communication, à l'Académie de Médecine en novembre 1920, la formule que nous venions de publier fut l'objet de nombreux essais. Elle fut étudiée en particulier par *les laboratoires Clin-Comar* qui ont réalisé pratiquement en ampoules une solution parfaite à laquelle ils ont donné le nom de *Cinnozyl.* La préparation des laboratoires Clin-Comar *que nous utilisons, à notre entière satisfaction, répond exactement à notre formule que nous donnons encore ici :*

    Cholestérine pure .... 0 gr. 10
    Cinnamate de benzyle .... 0 gr. 05
    Camphre .... 0 gr. 125
    Huile d'olive pure, lavée à l'alcool... 5 c. c.

par ampoule.

MODE D'EMPLOI. — 1° *Pour les formes de début* (mise en état de défense du terrain contre l'imprégnation bacillaire) *la dose quotidienne suffisante et active de 5 cc. (une ampoule),* correspondant à 0 gr. 05 cholestérine et 0 gr. 125 de camphre.

2° *Dans les formes en évolution* (tuberculoses bactériologiquement confirmées) *on doublera rapidement cette dose pour la porter à 10 cc., soit deux ampoules.* A défaut d'une séringue de 10 cc. on pouura facilement injecter cette dose au moyen de la séringue de 5 cc., en opérant de la manière suivante : après injection de la première ampoule, l'aiguille étant maintenue en place dans les tissus, on rechargera la séringue d'un contenu d'une seconde ampoule qu'on poussera au même point d'injection.

Avant les injections, stériliser les aiguilles et les séringues par l'ébullition prolongée pendant 15 à 20 minutes.

Pour aspirer plus facilement le mélange huileux, limer l'ampoule assez bas et y plonger directement l'embout de la séringue. Armer celle-ci d'une aiguille de nickel de 4 centimètres.

Pousser lentement l'injection dans le tissu souscutané et dans la région fessière. L'injection n'est suivie d'aucune réaction.

Après l'injection, laver seringue et aiguilles à l'alcool pour éliminer les corps gras.

REMARQUE. — *Il peut arriver que sous l'influence d'un abaissement de température, la cholestérine, qui est à sa limite de solubilité, abandonne quelques cristaux dans le liquide. Il suffit alors de chauffer très légèrement l'ampoule pour lui rendre sa limpidité.*

CHAPITRE II

L'infection tuberculeuse et les tuberculeux

La Maladie. — Le Malade

Influence des états morbides secondaires

sur l'évolution de la tuberculose.

L'infection tuberculeuse et les tuberculeux

La maladie et le malade

Indications pratiques sur le traitement de la tuberculose

L'infection tuberculeuse est une maladie chronique procédant par étapes et dont les allures varient avec les terrains sur lesquels elle évolue. Pour la combattre on devra lui opposer une thérapeutique dont les règles ne seront jamais à l'étroit dans le cadre d'un schéma arrêté d'avance. En pratique la thérapeutique devra marcher de pair avec la cure hygiènique pour constituer une méthode de traitement dont le mode d'application pourra être modifiée à l'infini afin de s'adapter à chaque individualité.

Ce sont là des indications que nous avons déjà mis en lumière il y a longtemps (F. Barbary, « La grande Faucheuse », editions scientifiques, Paris, 4, rue Antoine Dubois.)

Il semblerait puéril de revenir sur ces vérités, si des médecins de sanotaria de haute valeur, tels que Dumarest d'Hauteville (cure de travail chez les tuberculeux) tels que R. Burnand de Leysin (traitement de la tuberculose ; revue internationale d'hygiène publique juillet-août 1922, Genêve) n'avaient pas craint d'insister pour en rappeler toute l'importance.

Tout vaut le médecin — tout vaut le traitement. Il faut, durant les périodes courtes, à des doses voulues, utiliser des agents de cure bien étudiés. Il faut se souvenir avant d'appliquer une médication, qu'il est indispensable de connaître le tube digestif du malade, sa tension, ses voies urinaires, si l'on veut éviter les complications gastro-intestinales — si l'on veut éviter les désastreux effets des hypertensions transitoires, parfois très courtes (périodes mensuelles) sur les hémoptysies. Si l'on veut éviter les surprises d'évolution brutale d'une affection surajoutée ou latente.

Notre méthode évolue autour d'une médication à but déterminé — actions bio-chimiques sur les milieux humoraux. Le but de cette médication para-bacillaire ne serait jamais complètement atteint, son rôle serait souvent entravé si le malade lui-même n'était pas soumis à une thérapeutique hygiénique à objectifs précis.

Nous avons écrit dans des chapitres spéciaux les principaux facteurs (état du tube digestif — état de la tension) qui interviennent pour compliquer la tâche du médecin dans sa lutte contre l'infection tuberculeuse. Les conseils que nous indiquons sans aucune prétention ne sont que le résultat des recherches et des faits observés par nous durant de longues années de pratique.

———— o ————

Le tube digestif des tuberculeux
Dyspepsie, entérocolite, tuberculose et appendicite chronique.

Alimentation du tuberculeux — Régime en quantité

> L'estomac des tuberculeux doit être entouré de soins pieux.
>
> (PETER.)

Depuis des années nous n'avons cessé de répéter que l'examen du tube digestif du tuberculeux est aussi important que celui du poumon (F. Barbary

« les dangers de la suralimentation », mémoire présenté à l'Académie de Médecine, Mai 1903).

Monsieur le Professeur Hayem, le Maître incontesté, aux admirables recherches duquel il faudra toujours revenir, qu'il s'agisse des maladies du tube digestif ou d'étude sur le sang, a fait souvent entendre sa voix pour montrer les liens étroits qui unissent les états morbides de l'estomac et la germination de la tuberculose.

L'ESTOMAC DES TUBERCULEUX

Presque tous les tuberculeux sont des dyspeptiques. Là est le fait qu'il convient de mettre en lumière. C'est de cette notion qu'il faut se pénétrer si l'on veut, efficacement, nourrir les tuberculeux.

Depuis longtemps déjà, notre pratique courante nous a permis de constater que si le schéma classique du traitement de la tuberculose devait être modifié, ce serait précisément en ce qui concerne la suralimentation que l'habitude a rendu pour ainsi dire obligatoire.

Les tuberculeux sont des malades fort peu semblables les uns aux autres ; si la maladie évolue chez eux avec des allures très différentes, c'est précisément dans le fonctionnement du tube digestif qu'il faut presque toujours en rechercher la véritable cause. Chez quelques rares tuberculeux, surtout au début, on peut ne rien rencontrer d'anormal du côté du tube digestif ; ces quelques privilégiés supportent admirablement la suralimentation, même établie comme une formule de parti pris. D'autres sont des hypo ou des hyperchlorhydriques.

Nos observations nous ont permis de constater que l'hyperchlorhydrie avec atonie et dilatation d'estomac paraît dominer chez les tuberculeux.

Il faut considérer les tuberculeux comme des candidats à la dyspepsie, parfois même comme des dyspeptiques vrais. Très souvent les tuberculeux peuvent prendre place dans la classe des dyspeptiques en état de misère physiologique et nos observations nous ont montré, ce que M. Bardet a reconnu dans ses recherches sur les dyspeptiques, à savoir que « chez les dyspeptiques en état de misère physiologique, l'amaigrissement a souvent pour cause l'inondation des humeurs par des liquides alimentaires surchargés d'ammoniaques organiques qui les suralcalinisent et permettent par cette réaction, des oxydations énormes et par suite une désassimilation intense et dangereuse ce qui est une contradiction absolue d'une suralimentation azotée. »

Tous les médecins qui se sont occupés de tuberculose ont pu souvent constater qu'à des lésions pulmonaires peu importantes d'après l'auscultation, coïncidait, souvent, un très mauvais état général du malade.

Nous pouvons affirmer que dans ce cas, le tuberculeux est un dyspeptique *dont l'état général a plus à souffrir de la dyspepsie que des bacilles.* En un mot, chez de semblables malades nous avons constaté que la suralimentation n'est qu'un gavage dont la conséquence est une auto-intoxication d'origine alimentaire avec tout son cortège.

Il faut, comme le dit M. A. Robin, alimenter et non suralimenter les tuberculeux. « Lorsqu'on les suralimente avec de la viande, on augmente la tendance déjà exagérée de ces malades à fixer de l'oxygène sur les tissus. »

Examen du tube digestif aussi utile que l'examen des voies respiratoires. — L'examen du tube digestif, l'établissement du régime en quantité pour chaque tuberculeux est aussi utile que l'examen des voies respiratoires. Nous ne croyons pas trop nous avancer en faisant cette déclaration.

Tuberculeux dyspeptiques. — Le tuberculeux est-il dyspeptique ?

Avant tout il conviendra de traiter sa dyspepsie, d'en rechercher la forme hypo ou hyperchlorhydrique.

Une alimentation appropriée à la dyspepsie peut paraître insuffisante pour un tuberculeux. C'est pourtant à cette dernière seule qu'il faudra avoir recours jusqu'à ce que l'intégrité du tube digestif soit revenue.

Ressemblance entre un tuberculeux et un dyspeptique méconnu. — Rien ne ressemble autant à un tuberculeux qu'un dyspeptique méconnu ; puisque nous avons pu constater avec M. Bardet: qu'une jeune femme traitée depuis longtemps pour de la tuberculose n'était en réalité qu'une dyspeptique. Cette femme dans un état de misère physiologique profond, pesait 34 kilogs ; elle a été guérie par l'établissement d'un régime en quantité extrêmement réduit, alors que des tentatives de suralimentation avaient aggravé son état.

Une autre jeune fille qui présentait un très mauvais état général : amaigrissement progressif — troubles digestifs allant parfois jusqu'aux vomissements après les repas — fièvre légère intermittente — était traitée pour début de bacillose avec sommets suspects. Une mise en observation sérieuse, un examen du suc gastrique nous permit de conclure à de la dyspeptie hypochlorhydrique, atonie gastro-intestinale. Cette malade pour laquelle on avait déjà fait prévoir un pronostic très sombre près de la famille, fut adressée par nous, à Vichy.

Le Docteur Frémont consulté, après avoir à son tour écarté le diagnostic de bacillose, fixa le traitement régime. Grâce aux soins éclairés de ce distingué praticien, Mademoiselle A. fut admirablement rétablie. Son état général n'a fait que s'améliorer. Actuellement, après près de vingt années, mère de trois enfants, sa santé est parfaite.

Ce ne sont pas là des faits d'exception et nous pourrions en multiplier les exemples.

Si donc la simple dyspepsie peut entraîner une telle cachexie, que penser de l'état d'un tuberculeux dyspeptique, qui possède, joint à son facteur bacilles, celui d'une affection du tube digestif, capable de la cachectiser à elle seule ?

Tous les tuberculeux dyspeptiques ne sont pas dans un tel état ; mais même chez ceux qui présentent des symptômes de dyspepsie moins alarmants, les phénomènes d'auto-intoxication sont également à redouter.

Congestion du foie et albuminisme. — Parmi les malades dont nous avons recueilli les observations, les uns ont présenté de la congestion du foie, d'autres de la néphrite que nous pourrions considérer comme l'albuminisme décrit par M. Bardet à la Société de thérapeutique. « Il s'agit bien là en effet d'un état morbide déterminé par l'introduction dans l'organisme de matériaux amidés en quantité supérieure à la capacité uréopoiétique du foie. » (12 Novembre 1902).

D'autres enfin ont présenté les symptômes propres à l'intoxication, secondaires à la dilatation d'estomac sans en excepter les accidents cardiaques.

Nous avons eu raison de ces différents accidents en appliquant, chez tous nos tuberculeux, une méthode rigoureuse de surveillance du tube digestif.

Hygiène du tube digestif applicable
à tous les tuberculeux

D'une façon générale chez tous *les tuberculeux* nous cherchons à réaliser le fonctionnement normal du tube digestif en appliquant le régime suivant :

1° Chaque matin un grand verre de la solution suivante tiède ou froide.

Sulfate de Soude............ 5 grammes
Bicarbonate de Soude........ 4 grammes
Chlorure de Sodium......... 2 gram. 50
Eau distillée............. 1000 grammes

En utilisant cette solution sorte d'eau de Carlsbath artificielle, préconisée par M. le Professeur Hayem, nous cherchons à réaliser : 1° un léger drainage du foie, organe presque toujours insuffisant chez les tuberculeux ; 2° une évacuation très légère mais permanente des résidus intestinaux.

2° Une semaine sur deux, dans un peu d'eau, 12 gouttes du mélange suivant :

gouttes amères Baumé.... cc. 5 grammes
Teinture de gentiane .... — —

Ce mélange provoque l'appétit du malade — facilite les contradictions de la paroi stomacale.

La semaine suivante, remplacer ces gouttes par un cachet pris une heure avant chacun des deux grands repas.

Peptone sèche .... 50 centigrammes
Magnésie calcinée........ cc. 0, 25 centigr.
Poudre de réglisse........ cc. 0, 25 centigr.
                              Pour un cachet

La peptone intervient ici admirablement pour prévenir chez les tuberculeux des troubles digestifs (états congestifs, migraines, qui sont à rapprocher des troubles auxquels Pagniez et, Pasteur Vallery Radot, attribuent une origine hémoclasique.

Si le malade présente de la diarrhée — de l'entéro-colite de l'appendicite chronique, remplacer la peptone par le Dermatol.

Poudre de charbon .... 0, 25 centigr.
Dermatol .... 0, 20 centigr.

Pour un cachet

1 cachet aux deux repas.

Le dermatol (gallate de bismuth) est un excellent agent d'aseptie gastro-intestinal qui nous a toujours donné des résultats parfaits aussi bien dans la diarrhée simple mécanique, que dans les colites et entéro-colites chroniques. Nous pensons que son usage à l'intérieur laissé dans l'oubli, mériterait d'être vulgarisé.

RÉGIME EN QUANTITÉ

Non seulement la suralimentation est dangereuse mais d'une façon générale l'alimentation du tuberculeux doit être très simple et réduite en quantité.

Menus pour l'alimentation de tuberculeux
à digestion à peu près normale

Ce qu'il faut au tuberculeux c'est bien plus une alimentation simple, facile, agréable, qu'il puisse continuer partout ; qu'une suralimentation facile à obtenir et presque toujours incompatible avec le tube digestif du sujet.

Un œuf très frais, un potage au bouillon de légumes ou du thé et du pain grillé, composent un excellent déjeuner au réveil.

Nous croyons inutile d'ajouter des aliments supplémentaires jusqu'à midi.

Au repas de midi : Un poisson très frais, bouilli de préférence avec une sauce huile et vinaigre.

Un plat de viande, agneau ou mouton ou volaille, presque jamais de bœuf ; préparé sans sauce autre que le jus même de la viande.

Un plat de légumes : Autant que possible sous forme de purée (pommes de terre, riz, haricots, lentilles).

Les pommes de terre, par exception, peuvent être données cuites au four ou à l'eau. Un fruit cuit ou une compote de fruits, raisins, bananes, etc.

Comme boisson : Eau de Vals Saint-Jean, eau de Pougues. Bière seulement dans les pays où la bière est d'un usage journalier, où sa préparation est récente.

Bordeaux vieux, un verre à Bordeaux à la fin du repas.

A 4 heures et seulement si le malade a la sensation de la faim (il est inutile de transformer le goûter en habitude) thé, confitures, biscuits secs.

A 7 heures : Une tasse de bouillon de légumes, ou soupe de légumes, un gâteau de semoule ou de riz renfermant un ou deux jaunes d'œufs. Un fruit cuit ou confitures. Un peu de Bordeaux.

Nous ferons remarquer immédiatement que les œufs, les viandes rouges, jus de viande, etc., ne sont pas ici à l'encontre de la formule habituelle, la base de l'alimentation journalière.

Nous pensons en effet qu'il faut revenir de cette croyance en la valeur nutritive des œufs à hautes doses. Nous sommes persuadés que les six, dix œufs de certains suralimentés équivalent à une surcharge alimentaire qui intoxique l'intestin, congestionne le foie, en un mot n'offrent rien que de nuisible pour le malade.

Le lait semble écarté de notre régime ; cet aliment est parfait ; mais très rarement aimé ou toléré par des malades qui s'en dégoûtent vite. Nous le remplaçons très volontiers par le bouillon de légumes.

Nous réservons le lait au régime des hypertendus sous forme de régime lacto végétarien, deux fois par semaine. Nous nous étendrons sur cette question au chapitre : De la tension chez les tuberculeux.

Rien n'est indifférent dans la cuisine du tuberculeux ; nous nous permettrons donc d'insister sur une préparation très simple dans laquelle n'entrent que les légumes utiles. Nous avons écarté les oignons, les laitues, les céleris, choux, etc., susceptibles de déplaire au goût, sans rien ajouter à la valeur nutritive de l'ensemble.

Le bouillon de légumes que nous recommandons est ainsi composé :

Une carotte — un navet. — une pomme de terre.

Une cuillerée à soupe de haricots — de pois — de lentilles — de riz.

Du beurre — du sel.

2 litres 1/2 à 3 litres d'eau.

Faire cuire 3 heures.

Passer — donner par tasse.

A faire chaque jour.

Le régime en quantité nous a permis de mettre un terme à de la dyspnée — à de la tachycardie chez les uns ; à des hémoptysies secondaires à de l'hypertension par surcharge alimentaire chez d'autres. Nous avons vu des tuberculeux alimentés très abondamment continuer à maigrir ; par contre chez des tuberculeux à régime réduit, disciplinés une assimilation parfaite, a permis l'arrêt de l'amaigrissement puis le gain progressif de plusieurs kilos, jusqu'à un poids total dépassant le poids normal ancien.

Avant de terminer ce paragraphe nous tenons à indiquer combien il est utile d'insister sur l'aseptié buccale des tuberculeux.

Le matin — le soir — après chacun des deux grands repas, il faut recommander un brossage savonneux des dents au moyen d'une brosse un peu dure.

Ce brossage est suivi d'une bonne irrigation de la bouche de l'arrière gorge avec de l'eau bouillie aromatisée au moyen d'un dentifrice agréable. Pour le brossage savonneux des dents nous utilisons la poudre composée suivante :

Perborate de soude	5 grammes
Savon en poudre	10 grammes
Carbonate de chaux	10 grammes
Carbonate de magnésie	15 grammes
Essence de menthe	2 grammes

Comme dentifrice nous indiquons la solution :

Tenture de Badiane	2 grammes
Vaniline	5 centigrammes
Alcool à 90°	100 grammes
Aniline ou Carmin	9 cent.
Quelques gouttes dans un verre d'eau bouillie	

APPENDICITE ET TUBERCULOSE

Les Colites à réaction appendiculaires et pleu-rites appendiculaires.

Les rapports de l'appendicite chronique avec la tuberculose au point de vue du diagnostic différentiel sont connus actuellement. Comby, le premier, étudia la question chez les enfants, en 1908.

Faisans (société médicale des hôpitaux, l'a développée chez l'adulte). Walther, Sirdey, Claisse, Thiroloix, de Massary, Sergent ont cité des observations nettes. Tous ces travaux ont été mis au point par le professeur Sergent, à la Charité, 5 Mars 1912 ; publiés dans le « Journal de Médecine de Chirurgie pratiques », 10 mai 1912. Citons également un article très documenté de Schoull (Pans. Médical 12 octobre 1918), un article de Gutmann sur les formes à surprises de l'appendicite chronique.

A) L'appendicite chronique peut simuler la tuberculose, et, non reconnue, y conduire.

B) L'intestin d'un tuberculeux, jusqu'alors indemne peut devenir successivement le siège d'entérite, d'entéro-colite, d'appendicite, à la suite de la suralimentation — de l'absorption de produits pharmaceutiques.

C) Candidats préparés à la tuberculose de part l'état morbide de l'intestin ou du fait des régimes exagérés.

A. Les malades porteurs d'appendicite méconnue et considérés comme des tuberculeux peuvent se diviser en deux classes :

Les adultes — les enfants.

A l'examen chez l'adulte on constate un mauvais état général, très souvent un amaigrissement progressif, de la température vespérale légère, 37,5-38°, température qui augmente encore à la suite de fatigues, de marche, de surmenage. Le malade accuse une légère toux sèche quinteuse de la dyspnée — voire des douleurs thoraciques.

A l'auscultation, on constate, deux symptômes bien mis en lumière par M. Faisans, des signes de congestion de la base droite et une diminution marquée du murmure vésiculaire au sommet droit.

La congestion du poumon droit serait d'origine reflexe. Par excitation intestinale il se produit une vaso
dilatation des capillaires du poumon aboutissant à la
stage veineuse.

Depuis ces indications de M. Faisans, il a été démontré qu'il existait un véritable état de bascule entre l'intestin et le poumon. Avec Brunon, de Rouen,
avec Sergent, avec Schull, nous pourrions personnellement citer de nombreux cas qui confirment les faits
exposés par M. Faisans.

Devant les résultats de son examen, il est facile de
comprendre qu'un praticien non prévenu, portera le
diagnostic de pleurite droite, étape d'une bacillose
pulmonaire au début.

Le diagnostic établi, un traitement en découlera
dans lequel, malheureusement, n'envisageant que la
derminéralisation, et l'amaigrissement, mis sur le
compte de la bacillose ; médicaments et alimentation
abondante, uniront leurs méfaits en faveur de la marche aigüe de l'appendicite méconnue. Durant que l'appendicite chronique évoluera, elle préparera la déchéance du terrain et fera progressivement d'un faux,
un vrai tuberculeux.

B. *Réactions appendiculaires créés chez des tuberculeux à intestin jusqu'alors indemne.*

C'est encore dans le régime alimentaire qu'il faut
chercher la cause de l'appendicite survenant chez des
tuberculeux jusqu'alors indemnes. La suralimentation, le gavage de parti pris, tels sont les facteurs qui
préparent le plus souvent les voies à l'entérite, aux
entero-colites à réaction appendiculaires — à l'appendicite.

On doit incriminer aussi dans l'étiologie de l'appendicite chez les tuberculeux, l'abus des médicaments —
tour à tour sous forme de comprimés, de cachets — de
liquides. Bien des tuberculeux absorbent des remèdes
dont les auteurs assurent l'efficacité à toutes les pé-

'riodes, dans de brillantes réclames. L'intestin transformé en véritable laboratoire de chimie, subit des altérations qui aboutissent à l'entérite, aux enterocolites.

Sergent indique que la viande crue doit être aussi mise en cause comme véhicule des parasites si souvent facteurs d'appendicite.

Candidats préparés à la tuberculose de par l'état morbide de l'intestin.

Parmi les enfants ; chez les adénoïdiens, les poussées adénoïdiennes alternent avec des poussées appendiculaires, réactions inflammatoires du tissu lymphatique. Ce sont des enfants prédisposés à la scropulo-tuberculose, suivant l'expression de Sergent. Devant les crises fréquentes d'entero-colite on institue un régime où les restrictions vont diminuer encore la résistance du sujet.

Parmi les adultes les porteurs d'entéro-colite traînent avec eux leur lamentable affection. L'exagération fréquente du régime provoque par le même mécanisme la déchéance de l'organisme — ouvre les voies à la bacillose.

Conséquences thérapeutiques

Au cours de l'examen d'un malade atteint ou soupçonné de tuberculose, on devra rechercher les symptômes d'existence d'une entérite — entéro-colite — d'une appendicite chronique.

Devant des réactions intestinales on instituera le règlement d'hygiène du tube digestif, que nous avons présenté plus haut.

Eau bicarbonatée sodique, le matin — Dermatol charbon, une semaine sur deux — goüttes apéritives Baumé — gentiane.

L'alimentation sera celle prescrite pour les tuberculeux en surveillance — régime de quantité réduite.

D'une façon générale, nous n'empruntons la voie stomacale que pour l'absorption d'agents capables d'assurer ou d'améliorer le fonctionnement du tube digestif des tuberculeux. Il est cependant un élément de reconstitution, que nous ajoutons au régime des malades atteints d'entérite — d'appendicite chronique : *La chaux*. — Nous sommes d'accord avec M. Sergent, lorsqu'il déclare « que non seulement ces malades perdent beaucoup de chaux par leur intestin ; mais beaucoup aussi par les urines, parce qu'ils ne tardent pas à verser dans un état nerveux particulier dont la phosphaturie est une des conséquences les plus constantes.

La récalcification s'impose ici dans tous les cas.

L'appendicectomie chez les tuberculeux

En présence d'un cas d'appendicite chronique méconnue jusqu'alors, en raison de la rareté et du peu de violence des réactions, le diagnostic précisé par une mise en observation méthodique ; on préconisera l'intervention chirurgicale.

On évitera aux pseudo, de devenir de vrais tuberculeux préparés progressivement à la bacillose de par les conséquences premières de la lésion locale elle-même (pertes de chaux des entérites par l'intestin, les urines — nervosité, faiblesse générale — insomnie secondaire) ; 2° de par les conséquences des régimes fameux des entéro-colite et exagérés par les malades eux-mêmes au point de ne plus contenir d'éléments de nutrition. M. Sergent a traité cette question dans une communication à la Société Médicale des Hôpitaux, 3 Février 1911. Chez un tuberculeux avéré, présentant en même temps de l'appendicite chronique. L'indication de l'acte opératoire dépendra de l'état général du sujet. Elle dépendra aussi d'une connaissance exacte de l'étiologie des réactions appendiculaires. L'examen clinique, l'étude de la formule leucocytaire — l'examen des selles après l'épreuve du thymol, écartant l'élément parasitaire. Si l'état général est bon, il y aura intérêt à débarrasser le tuberculeux de son appendice.

Chez les candidats et même chez les tuberculeux avérés, victimes de leur appendicite chronique l'intervention chirurgicale est suivie d'une transformation complète dans l'état général et retentit favorablement sur les symptômes pulmonaires. Nous en avons constaté maintes fois les heureux résultats.

Nous partageons les conclusions de Mayet :

« Etant donné la bénignité relative de l'appendicectomie, sa courte durée, la possibilité de substituer l'anesthésie locale à la novocaïne à l'anesthésie générale, même au chloroforme, on en arrive à conclure que la tuberculose pulmonaire, probable ou confirmée, précoce ou active, est en quelque sorte une indication plus pressante d'appendicectomie ; « elle n'est qu'un « petit traumatisme qui permettra sans crainte, chez « un individu suspect de lésions appendiculaires, « d'établir un régime et une hygiène alimentaire favo- « rables à sa guérison. » (MAYET, *Appendicectomie chez les tuberculeux pulmonaires*, journal des praticiens).

Avant de terminer ce court résumé des conséquences thérapeutiques, nous devons dire un mot d'une question sujette à controverse; celle d'une médication active à action directe sur le poumon chez des tuberculeux qui présentent, en même temps, des réactions intestinales. Au sujet du pneumothorax, par exemple, Dumarest déclare que son application peut entraîner un contre coup à conséquences extrêmement graves chez les bacillaires à lésions intestinales. (Dumarest, le pneumothorax, congrès de Bruxelles, 29 mai 1920).

Par contre L. Bernard a déclaré que non seulement l'entérite n'était pas un obstacle au pneumothorax ; mais au contraire qu'elle a été très notablement modifiée dans certains cas par cette cure. (La tuberculose pulmonaire, Léon Bernard. Masson édit.)

Les Manifestations du plexus solaire dans la tuberculose.

Dans le cortège des symptômes qui accompagnent les manifestations gastro-intestinales, chez les tuberculeux, il est important de songer aux erreurs de diagnostic que peuvent faire naître des signes douloureux, provoqués par une irritation particulière du plexus solaire. On a donné le nom de syndrome solaire à l'ensemble de ces signes. Personnellement, nous avons eu plusieurs fois l'occasion de rencontrer chez des tuberculeux classés comme entéritiques — ou appendiculaires, les signes bien mis en lumière dans une leçon magistrale, par M. E. Sergent, 12 mars 1912, à l'hôpital de la Charité.

Points douloureux — crises paroxystiques — vomissements — diarrhée — crises mucorrhéiques — troubles sympathiques et parfois mélanodermie.

Points douloureux : Ils se répartissent en zônes — hépatique et vésiculaire — splenique — épigastrique ombilicale et para-ombilicale — iliaques — lombaires rachidiennes.

Laper et Esmonet (presse médicale 1909) Mlle Weill thèse (Les points douloureux abdominaux) ont étudié les points douloureux. Une pression légère chez le malade provoque une douleur que seule réveillerait une pression considérable chez l'homme normal.

Crises paroxystiques : Leur localisation est variable parfois gastrique, parfois intestinale. Les crises intestinales se manifestent sous forme d'accès diarréiques, biliaires ou d'entéro-colite muco-membraneuse.

Ces symptômes peuvent être associés à des phénomènes dépendant du grand sympathique (trouble pupillaires, céphalés, troubles vaso-moteurs et parfois mélanodermie. « Les cœlialgies des tuberculeux », Lœper, monde médical, 25 février 1912.)

Les malades chez lesquels on rencontre le symptôme solaire, présentent presque tous une cachexie particulière que Sezary, dans sa thèse désigne du terme de « Amyotrophie diffuse considérable ». Ces malades fondent, suivant l'expression de Sergent. Si l'on examine leur tension on constate qu'ils sont hypotendus ; très souvent on rencontre chez eux le phénomène de la ligne blanche, presque toujours aussi de l'asthénie.

A ces symptômes de défaillance, de misère physiologique, ne correspondent pas des lésions pulmonaires très graves : *ces malades sont surtout atteints d'insuffisance surrénale,* C'est à F. Sergent qu'on doit d'avoir mis le fait en lumière. « Les lésions et particulièrement la tuberculose des capsules surrénales lorsqu'elles atteignent la périphérie de la glande, retentissent fatalement sur les plexus peri-capsulaires dont l'irritation s'irradie à distance, de façon à déterminer des crises douloureuses dans tout l'abdomen. » (Sergent, études cliniques sur la tuberculose page 392). La décalcification (faible teneur en sels de chaux du tissu nerveux). La fixation possible des toxines sur les nerfs (virulence du nerf sciatique du lapin tuberculeux) sont des théories invoquées dans l'étiologie du syndrome solaire.

Avec F. Sergent il faut rechercher cette étiologie dans la sclérose des capsules surrénales avec péri-surrénalite et irritation des pléxus péri-capsulaires.

L'étiologie éclaire le traitement.

Après avoir calmé la crise douloureuse par l'opium — (elixir parégonique une cuillerée à café dans de l'eau de riz, injection de pantopon) par l'application de compresses chaudes sur l'abdomen. On aura recours à l'opothérapie associée à la récalcification.

L'opothérapie sera réalisée par l'adrénaline renforçant l'action de la cholestérine déjà utilisée dans notre solution.

20 à 40 gouttes de la solution d'adrénaline au 1/1000ᵉ en 3 doses d'intervalle. Cure de dix jours, suivie de 7 à 8 jours de repos et reprendre.

Si le malade était sujet à des hémophysies donner l'adrénaline avec prudence 10 à 12 gouttes ou deux comprimés d'extrait total de glande surrénale de Choay — 1 jour sur 2. Le jour intermédiaire donner chaque jour 2 cuillerées à soupe d'une solution de

    Chlorure de Calcium ......   6 grammes
    Eau distillée .... 100 grammes
    Rhum pour aromatiser..... 20 grammes

Donner en outre chaque jour par séries de 15 jours, aux 3 répas, 1 cachet de :

    Carbonate de chaux .... 0,30 cent.
    Phosphate tricalcique......... 0,50 cent.
    Chlorure de sodium .... 0,15 cent.
            N° 30 pour un cachet

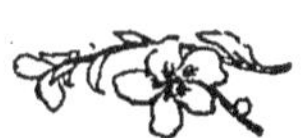

LA TENSION ARTÉRIELLE CHEZ LES TUBERCULEUX

L'HÉMOPTYSIE

Notre interprétation de son mécanisme. — Tension artérielle chez les tuberculeux d'après les idées classiques.

D'une façon générale, l'idée dominante est que l'hypotension est liée à la tuberculose.

Nous démontrerons, plus loin, que cette intreprétation n'est pas exacte.

Au congrès de médecine interne, tenu à Paris en Avril 1904, la tension artérielle dans les maladies était à l'ordre du jour. Dans les différents mémoires des rapporteurs, l'hypotension était presque toujours regardée comme faisant partie du cortège de la tuberculose.

Dans un rapport de MM. Bosc et Vedel, on lit, à propos des épanchements pleurétiques : « Si la tension est abaissée à 14-11 ; il y aura lieu de songer à la tuberculose, dans cette dernière affection le caractère hypotensif prend en effet une importance considérable et peut se marquer avant l'apparition de tout signe physique certain : c'est-à-dire que la constatation de cette hypotension est susceptible de rendre d'excellents services pour le diagnostic de la tuberculose avec les processus morbides qui peuvent la simuler et dont elle emprunte le masque.

« On ne doit cependant pas oublier qu'il est des tuberculeux à tension normale, d'autres à hypertension plus ou moins marquée, ce sont ceux chez lesquels il existe soit de l'arthritisme, de l'artériosclérose ou un emphysème prononcé.

Au même congrès, le Docteur Lamy, de Paris, déclare « qu'il résulte de recherches établies par lui depuis trois ans, sur la pression artérielle dans la tuberculose des séreuses que, pour la pleurésie séro-fibrineuse des adultes, relevant de la tuberculose, il y a lieu de distinguer deux catégories de malades ; chez les uns, la tension artérielle est inférieure à la normale, restant au-dessous de 13, tandis que chez d'autres, de beaucoup moins nombreux, 4 ou 20, la pression demeure normale. Or, si dans la première catégorie on constate des signes nets de tuberculisation des sommets, ces signes font au contraire défaut chez les sujets à tension normale, la tuberculose restant limitée chez eux à la plèvre.

En dehors de ces faits cliniques ayant trait directement à la tension artérielle dans la tuberculose, nous aborderons très rapidement quelques faits cités par les auteurs et intéressant indirectement la tension artérielle ou cardiaque.

En vue de renseigner sur l'état du cœur chez les tuberculeux, M. Seguer, thèse de Paris 1903, rapporte les résultats de 270 autopsies faites à Boucicaut chez M. Letulle :

 84 cœurs étaient plus ou moins atrophiés ;
 71 avaient le poids normal ;
 115 étaient hypertrophiés.

L'atrophie du cœur, dit M. Seguer, n'est donc pas l'état habituel chez les tuberculeux, cette diminution de volume se rencontre particulièrement chez les sujets jeunes cachectisés et chez les malades ayant de l'entérite tuberculeuse.

L'hypertrophie cardiaque coïncide avec les tuberculoses fibreuses et relève de l'emphysème de la sclérose pulmonaire, de la symphyse pleurale, qui exagère la pression de l'artère pulmonaire.

Nous avons cité ce passage à titre de document en

raison des rapports existant entre l'hypertrophie cardiaque et l'hypertension artérielle.

Nous n'avons pas à envisager ici la question des complications cardiaques de la tuberculose. Cependant la tachycardie, si fréquente chez les tuberculeux, mérite un rapprochement avec la question de la tension artérielle. Le Docteur Grandin (contribution à l'étude des maladies du cœur et en particulier de la tachycardie chez les tuberculeux) thèse de Paris, 1899, a rencontré l'augmentation de la tension artérielle chez les tuberculeux tachycardiques. Avec 120, 128 pulsations à la minute, il a trouvé 16, 17, 18 au sphygmomanomètre de Potain. Par contre, dans d'autres observations c'est l'hypotension qui s'est rencontrée : 12, 11, 10 au sphygmomanomètre avec les chiffres de 140, 130 et 120 battements cardiaques. « Il est difficile, ajoute le Docteur Grandin de donner la raison de ces variations dans la tension artérielle, cependant les auteurs récents pensent que le poison tuberculeux possède une action directemnt tachycardisante sur les centres neuro-musculaires. Cette explication, du reste, ne nous paraît pas suffisante

Ces différences de tension artérielle ne paraissent pas en effet explicables au premier abord. Il n'en est plus de même s'il est prouvé que la tension artérielle varie chez le même individu tuberculeux, de l'hypo à l'hypertension sous des influences multiples que nous décrirons au cours de ce travail.

Il n'y a pas à proprement parler une tension artérielle à forme spéciale liée à la tuberculose.

Ce qu'il faut dire, c'est qu'il y a des phases d'hypotension parfois longues et des phases d'hypertension parfois courtes et partant méconnues.

L'observation de mêmes individus, suivis non pas quelques semaines, mais des mois, voire même des années, permet de déceler cette variation de la tension artérielle.

Tel malade que l'on croyait jusqu'alors tributaire de l'hypotension, présentera brusquement de l'hypertension. Cette modification de la tension sera en général l'avant-coureur d'une poussée congestive avec hémoptysie.

Après de nombreuses observations semblables on pourra dire que l'HÉMOPTYSIE presque TOUJOURS est FONCTION de l'HYPERTENSION ARTÉRIELLE.

Enfin nous avons enregistré au moyen de graphiques les tracés des différentes tensions. Nous nous sommes servis pour ce faire du sphygmographe direct du professeur Marey.

Nous dirons en passant que, comme l'ont déjà indiqué quelques auteurs, nous avons constaté que chez les tuberculeux présentant de la tachycardie, la loi de Marey a été souvent en défaut.

D'après Marey « tout ce qui croît ou diminue la force qui pousse le sang du cœur vers la périphérie, fait varier dans le même sens la vitesse du sang et la tension artérielle. »

Tout ce qui accroît ou diminue les résistances que le sang éprouve à sortir des artères fera varier la vitesse et la tension artérielle en sens inverse l'un de l'autre.

Or, chez bien des malades atteints d'accélération des battements de cœur on constate une élévation notable de la pression artérielle, sans existence d'une lésion rénale ou d'une affection du système artériel.

Causes des différentes formes d'Hypertension artérielle

Mécanisme le plus fréquent des Hémoptysies

Dans un article très documenté, le Docteur Dumarest d'Hauteville a classé, d'après leur étiologie et leur traitement, les différentes formes d'hémoptysies tuberculeuses (Dumarest, essai de classification étiologique et de traitement rationnel des hémoptysies tuberculeuses — pneumothorax artificiel hémostatique), Paris médical, 24 Août 1918.

Dans sa classification, M. Dumarest placent les hémoptysies sous la dépendance :

1° D'un processus ulcéreux progressif ;

2° D'un processus fluxionnaire actuel ;

3° De l'hypertension artérielle de la grande circulation ;

4° De la stase sanguine ou d'une dyscrasie cardio-vasculaire.

M. Mausse (considération sur l'hypotension artérielle chez les tuberculeux) thèse de Lille, 22 juillet 1912, pense que nous faisons de l'hypertension un mécanisme trop exclusif des hémoptysies.

Nous reconnaissons, avec Dumarest, le rôle des différents facteurs des hémoptysies décrites par lui. Si nous avons insisté sur le facteur hypertension, c'est qu'il est le plus commun, bien que souvent méconnu.

Son mécanisme même, nous permet d'établir à son égard un traitement préventif de l'hémoptysie que nous avons déjà indiqué il y a longtemps : « F. Barbary, nouvelle interprétation du mécanisme des hémoptysies ; Académie de Médecine, mars 1910, Rudeval, éditeur.

Les auteurs qui ont envisagés la question de l'hypertension artérielle d'une façon générale et sans se renfermer dans la question tuberculose, ont admis qu'on pouvait réduire à 3 types principaux :

1° Hypertension transitoire
2° Hypertension instable
3° Hypertension permanente

L'hypertension dans la tuberculose peut être représentée par le même schéma d'évolution.

1° Hypertention transitoire

Elle apparaît chez tous les tuberculeux atteints de troubles gastro-intestinaux, et ils sont légion. Presque tous les tuberculeux sont des tuberculeux hypochlorhydriques — rarement hyper.

La suralimentation établie de parti-pris, d'une façon intempestive, devient un gavage avec surcharge alimentaire — d'où les accidents d'auto-intoxication (congestion du foie, albuminisme de M. Bardet) — hypertention artérielle et cardiaque d'origine toxi-alimentaire.

Ces faits sont connus depuis les discussions de 1902 et 1905 à la Société de Thérapeutique. Nous-même avons insisté sur les dangers de la suralimentation, dans un mémoire à l'Académie de Médecine, mai 1903.

Il est donc banal de répéter que l'hypertension toxi-alimentaire est commune chez les tuberculeux. Cette hypertension peut provoquer des poussées congestives secondaires et préparer l'hémoptysie.

A cette action toxi-alimentaire, il faut ajouter l'action toxi-médicamenteuse des innombrables produits absorbés par les tuberculeux.

L'hypertension transitoire se produit encore chez les tuberculeuses aux époques menstruelles. Déjà, en 1869, Huchard et son élève Pétrasu avaient indiqué au sujet des hémoptysies utérines ou menstruelles, que si la tension artérielle s'abaisse pendant le flux cataménial, elle est notablement élevé pendant sa période de préparation et durant le stade de molimen menstruel. M. Siredey et un de ses élèves ont également constaté cette hypertension chez toutes les femmes à la période de préparation des époques menstruelles.

L'hypertension transitoire se manifeste encore chez des tuberculeux mal guidés, ou indisciplinés, excès de veille, vie trop active, chagrin, etc...

HYPERTENSION PERMANENTE

L'hypertension permanente, la troisième forme d'hypertension, est beaucoup plus fréquente qu'on ne le croit généralement au cours de la tuberculose.

En première ligne, il faut ranger dans cette classe tous les tuberculeux arthritiques. On sait que le terrain arthritique n'est pas aussi réfractaire qu'on l'a propagé, durant longtemps, à l'infection tuberculeuse. Il se défend mieux, en cela est la vérité.

La tuberculose conserve sur le terrain arthritique la forme torpide et c'est chez les arthritiques qu'on peut nettement se rendre compte de ce fait que l'hémoptysie est fonction de l'hypertension artérielle.

Les hémoptysies du début se voient presque exclusivement chez les tuberculeux arthritiques.

Pourquoi ?

Précisément parce que la tension artérielle étant déjà chez eux naturellement au-dessus de la normale, il suffit de la moindre poussée congestive du poumon pour que cette pression, devenue brutalement trop élevée, provoque l'hémorrhagie.

On ne pourra pas ici invoquer la destruction du tissu pulmonaire par la marche envahissante d'une lésion, comme cela a eu lieu dans les hémoptysies des périodes ultimes de la maladie.

On ne doit donc pas, habitude trop commune, se fier à la résistance du terrain arthritique, compter sur la défense naturelle d'un organisme et par suite appliquer une médication moins sévère.

En un mot, ne réservons pas tous nos efforts pour la tuberculose à marche rapide. Les tuberculoses latentes des arthritiques sont aussi dangereuses.

Chez les arthritiques encore, les troubles digestifs très communs, exagèrent l'hypertension.

Le diabète enfin, chez eux, ouvre la porte souvent à la tuberculose, ou, ainsi que l'albuminerie complique l'infection spécifique.

Parmi les sujets présentant de l'hypertension permanente en dehors des arthritiques, il faut noter les tuberculeuses à l'époque de la MENOPAUSE.

« Dans le cas où la ménopause s'établit d'une façon anormale et plus ou moins pénible, les femmes sont dans la situation de celle qui vont avoir leurs règles et c'est ainsi que pendant des années la tension peut rester presque constamment surélevée. Il en résulte une cause d'irritation incessante pour la membrane interne des vaisseaux, laquelle finit par s'altérer. De là, production d'artério-sclérose, de la ménopause. Les cardiopathies de la ménopause n'ont pas d'autre origine, d'autre pathogénie. » (Huchard).

La puberté, comme la ménopause présente un symptôme cardiaque important à signaler : la tachycardie liée à l'hypertension artérielle. Il faut s'entendre sur le fait, comme l'a montré M. le Professeur Huchard et ne pas toujours l'attribuer à l'évolution de la puberté parce qu'elle se produit à ce moment.

« J'ai vu, dit M. Huchard, une erreur de ce genre commise sur un sujet de 18 ans chez lequel une croissance rapide et vraiment extraordinaire s'était produite dans l'espace de dix-huit mois. Le jeune homme présentait alois des accidents cardiaques qu'un médecin consulté attribuait à la croissance ; le pouls batait 130 à 140 par minute et cette tachycardie sans fièvre était presque permanente. Or, il s'agissait d'une adénophatie trachéo-bronchique qui comprimait la pneumogastrique et dont la nature tuberculeuse établie par nous, dès le début des accidents, se révéla huit mois plus tard.

L'hypertension de la puberté n'aboutit pas habituellement à des lésions comme celles de la ménopause, parce que les parois vasculaires sont normales et capables de résister ; mais si cette hypertension bien que coïncidant à l'époque de la puberté, est liée non pas seulement à la croissance, mais encore à de la prœtuberculose, l'hémoptysie est à craindre.

Régime préventif de l'hémoptysie tuberculeuse

L'étude de la tension artérielle nous a conduit à cette constatation :

L'hémorrhagie tuberculeuse est presque toujours fonction de l'hypertension artérielle.

Une conclusion s'impose :

Le traitement préventif de l'hémoptysie sera lié au maintien de la pression artérielle aussi près que possible de la normale.

Pour arriver à ce but, la thérapeutique à appliquer devra remplir deux rôles.

1° Un rôle préventif pour tous les tuberculeux, que l'hypertension soit transitoire, instable, permanente ;

2° Un rôle modificateur chez les sujets spéciaux, tels que les tuberculeux arthritiques ou artérioscléreux, chez les cardiaques, les dyspeptiques, les hépatiques, les syphilitiques, etc...

THÉRAPEUTIQUE PRÉVENTIVE

Cette thérapeutique sera surtout hygiénique. Elle tiendra sous son observation :

1° Le fonctionnement du tube digestif.
— Le régime alimentaire journalier.
2° Les agents médicamenteux utilisés.
3° Le malade lui-même ; l'individualité
     morbide, le terrain, la manière
de-vivre.

Fonctionnement du tube digestif

Le fonctionnement du tube digestif, le drainage du foie de l'intestin si utiles ici, seront assurées par le mode de surveillance déjà indiqué pour tous les tuberculeux. Le régime alimentaire applicable aux tuberculeux à tension normale sera modifie de la façon suivante, chez les hypertendus :

Le matin : thé léger, pain grillé ;

Rien jusqu'à midi ;

A midi : très peu de viande grillée ou du poisson très frais ou un œuf — des légumes — ou gâteaux de riz de semoule — fruits cuits — Boissons : infusions chaudes ou thé léger et citron après le repas. Pendant le repas : eau de source — eau d'Evian ou eau alcaline légère Pougues — Saint-Galmier.

A 4 heures, thé léger ;

Dîner : bouillon de légumes — un légume — un fruit sec ou confiture — eau-tisane — infusion chaude — jamais de viande.

Deux fois par semaine, à des jours éloignés : régime lacto-végétarien absolu.

Comme boisson, lait coupé au besoin d'un peu de café juste suffisante pour aromatiser.

Prendre une quantité totale de 1 litre 1/2 environ de lait dans les 24 heures.

A l'heure des repas, ajouter un potage au lait ou une purée de pommes de terre ou de lentilles — fruits cuits.

En cas d'intolérance du lait, on le remplacera durant ces deux journées, par un bouillon de légumes très clair.

Nous avons déjà montré l'horreur que nous professons pour les agents thérapeutiques absorbés par la voie buccale. Nous avons dû cependant admettre chez les tuberculeux porteurs d'entérite à côté d'éléments — tuteurs du tube digestif — des éléments de reconstitutions indispensables comme les sels de chaux. Nous devrons de même ici, nous adresser à des médicaments hypotenseur, comme le gui, la guipsine, chez certains malades, à la dose de 2 à 3 pilules de guipsine, un jour sur deux.

Nous avons pu, par ce régime, faire disparaître chez des hypertendus, jusqu'alors victimes d'hémophysies fréquentes ces accidents rarement graves, mais toujours cause d'une crainte et parfois d'un désespoir bien naturels.

Un fait sur lequel il convient d'insister, c'est que même chez des malades jusqu'alors trop nourris — malades parfois gras, le régime alimentaire, à première vue, très réduit est encore très suffisant.

La digestion devenue facile — l'assimilation parfaite remplacent une surcharge alimentaire bien inutile. La preuve en est dans ce fait que des malades *augmentent de poids avec un régime* réduit.

Un malade vu par nous, en 1918, mis en réforme pour lésion du sommet droit, sujet à des hémoptysies fréquentes, présentait des signes d'hypertension très nette avec dilatation du cœur droit, dyspnée d'effort, etc...

Mis au régime réduit en quantité et lacto-végétarien deux fois par semaine, ce malade qui suivit à la lettre le régime bien que gros mangeur jusqu'alors, non seulement après quelques mois cessa de maigrir, mais encore augmenta progressivement.

Monsieur B. taille 1 m. 75, qui en juillet 1918 pesait 68 k. 350, pesait en avril 1919, 79 kilogs 850 et en décembre 1919, 85 kilogs 300.

Les hémoptysies disparurent dès la première année. Cet accident ne se manifesta qu'une seule fois sous la forme légère. Les lésions ont rétrocédé complètement. Le régime alimentaire, le traitement hypotenseur ont abouti à un excellent résultat.

Causes d'hypertension chronique, certaines affections imposent chez les tuberculeux qui en sont porteurs une thérapeutique entièrement adaptée à leur individualité.

Le terrain tuberculeux surveillé dans ses grandes lignes ; on s'attachera avant tout à traiter la maladie intercurrente, affection du cœur, du rein, du tissu artériel, etc...

Pour ne citer qu'un exemple type. Un tuberculeux à la période de prœ-artério-sclérose ou d'artério-sclérose confirmée, sera fatalement victime de poussées congestives, d'insuffisance rénale, d'hémorrhagies, si le traitement de l'artério-sclérose ne tient pas la place prédominante dans la thérapeutique. L'hygiène, le régime lacto-végétarien, les laxatifs.

Individualité morbide. - Le terrain. - La manière de vivre.

Le sexe a une grande importance en raison de l'hypertension qui accompagne, nous l'avons dit, à propos de l'hypertension transitoire, la période de préparation des époques menstruelles. Il n'est pas rare de rencontrer à ce moment des expectorations plus abondantes, souvent striées de sang, de constater une congestion active et mécanique au foyer des lésions. Ce sont là des symptômes légers souvent remplacés par une hémoptysie franche. On devra redoubler de précautions chez les tuberculeuses quelques jours avant l'époque présumée des règles, ordonner le repos sur la chaise longue, voire au lit ; faciliter l'écoulement utérin au moyen du viburnum, du piscidia, de l'anémône pulsatile.

Durant cette période, on aura *suspendu complètement la médication habituelle,* afin de ménager les voies digestives empruntées durant cette courte durée.

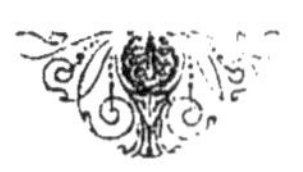

OBSERVATIONS

OBSERVATIONS

Nous avons réuni, ici, à titre d'exemples un certain nombre d'observations types.

Les unes ont trait à des réformés de guerre. Les diagnostics des conseils de réforme, les examens radioscopiques, bactériologiques du service de santé et les nôtres constituent des faits précis, des bases de contrôle, nettes. D'autres concernent des malades traités au dispensaire ou en ville : les résultats obtenus furent également vérifiés par les examens radioscopiques — bactériologiques.

D'autres nous furent fournies par des confrères, qui animés, au début, d'une très légitime défiance, vis-à-vis de toute nouvelle médication antituberculeuse ont bien voulu, dans la suite, nous faire part des faits qu'ils avaient recueillis.

Quelques médecins frappés comme nous l'avons déjà dit par une disparition rapide des bacilles nous ont adressé des notes sur des malades après un traitement de très courte durée. *Les résultats d'une thérapeutique, doivent avant tout être durables dans une maladie chronique, à évolution variable avec les malades, comme la tuberculose. Nous n'avons retenu que les faits que nous avons pu contrôler sur des sujets suivis six mois au minimum, pour la plupart une ou des années.*

L'immunisation se manifeste sur tous les organismes, en dehors des périodes ultimes de l'infection, mais avec des délais en rapport avec l'état-de déchéance plus ou moins prononcée, pour chacun d'eux.

OBSERVATION I

Bacillose contractée au cours de la guerre, forme torpide ayant procédé par étapes. Immunisation nettement obtenue malgré l'état grave.

H. B. Pas d'antécédents héréditaires.

Réformé décembre 1918 pour bacillose pulmonaire.

Vu en Février 1919 — poids 63 — taille 1.70.

Très mauvais état général. — Toux fréquente.

Température 38-39.

Examen bactériologique : bacilles très nombreux dans chaque champ.

Auscultation : Poumon droit : fosse s-épineuse, matité, inspiration saccadée, expiration prolongée, craquements, 1/3 supérieur du poumon droit.

Poumon gauche : submatité, respiration rude.

Radioscopie : P. D. manque de clarté du 1/3 supérieur avec taches foncées région claviculaire interne, diminution nette de la course diaphragme.

P. G. petites taches à la partie moyenne — obscurité partie moyenne du médiastin.

De Février 1919 à Février 1920, est traité par cure d'air, cacodylate de soude, alimentation.

Pas de changement, évolution progressive, toux, température, amaigrissement.

En Février 1920, pèse toujours 63 kilos.

Examen des crachats, toujours très positif, bacilles nombreux dans chaque champ.

Début des injections cinnamate de Benzyie et cholestérine, (Cinnozyl) régime récalcification.

A ce moment, 10 février 1920, à l'auscultation induration des deux sommets, à droite craquements, râles humides.

2 Avril. — Amélioration notable — à droite, respiration soufflante, disparition des râles et craque-

ments ; à gauche, respiration presque normale, poids 65 kilos, température 37,5 — 37,8 le soir.

A. — *Dosage de la cholestérine.* — 1 gramme 86 par titre de sérum.

B. — *Formule leucocytaire :*

Polynucleaires	56	%
Eosinophiles	8	»
Lymphocytes	16	»
M. Monos	15	»
Gr. Monos	5	»

G. R. = 3.690.000
G. B. = 5.660

C. — *Examen bactériologique.* — Bacilles de Koch granuleux, quelques-uns intra-cellulaires, d'autres groupés et emmurés par des polynucleaires.

En Juin — Très bon état général — A droite, légère matité au sommet, frottement, respiration rude, symptômes de pleurite, évolution arrêtée.

Examen bactériologique. Négatif pour le bacille de Koch après plusieurs examens espacés à quinze jours d'intervalle et crachats recueillis le matin avec toutes les garanties.

En décembre 1920, le malade n'avait plus été vu par nous depuis 5 mois. Les injections de cinnamate de benzyle et cholestérine étaient suspendues depuis juin.

On constate un excellent état général. Poids : 70 k. Pas de température. A l'auscultation, à droite un peu de rudesse respiratoire et des frottements au sommet ; à gauche, expiration légèrement prolongée. Aucun râle. Examen bactériologique toujours négatif.

L'immunisation s'est faite nettement *par étapes, en 6 mois, sur une bacillose à forme torpide avec lésions nettement localisées cliniquement et bactériologiquement confirmée. Suivi en 1921. — Revu en 1922, excellent état.*

OBSERVATION II

B. Maurice — 24 ans.

Antécédents personnels : *un frère mort tuberculeux de guerre — père tuberculeux vivant.* — A. présenté les premiers symptômes de bronchite en 1916. — Rechutes successives. *Réformé pour bacillose en Avril 1919. Traité pour bacillose au Sanatorium d'Hauteville de Septembre à Décembre 1920.*

Adressé par le Docteur G. de Nice le 17 décembre 1920 au dispensaire. Toux fréquente. Hémoptysies. Perte de 5 kilos en 8 mois. Température 38,5 — 37.

Poumon droit, en arrière, râles humides et frottement 1/3 supérieur. Diminution du murmure vésiculaire. En avant, région-claviculaire, râles humides et crépitants.

Poumon gauche, frottements, respiration rude, fosse s-épineuse, en avant rien d'anormal.

Examen radioscopique : Obscurité marquée du sommet droit, tâches. Rien ailleurs. Très bonne course du diaphragme.

Examen bactériologique : positif 3 à 4 bacilles de Koch par champ.

Régime alimentaire — Cures hypotensives, guipsine, par intermittence — injections cinnamate de benzyle — cholestérine, (Cinnozyl).

En février 1921, *Examen bactériologique :* bacilles rares, I par champ, plusieurs champs n'en contiennent pas.

Bon état général — Pas de fièvre — Poids augmenté.

En avril 1921, Poumon droit, sommet respiration rude, aucun râle, diminution du murmure vésiculaire sur le 1/3 supérieur du poumon, aucun signe d'évolution. Rien à gauche.

Examen bactériologique le 28 avril 1921 : plusieurs préparations toutes négatives.

Le malade a eu 60 injections de cinnamate de benzyle-cholestérine.

En juin 1921, M. B. examiné par une commission spéciale a été reconnu — apte à remplir une fonction administrative, examen négatif — lésions en voie complète de répression.

OBSERVATION III

Bacillose pulmonaire, ouverte ancienne évolution active arrêt de la poussée aigüe, disparition des bacilles après 6 mois.

D. B. employé de commerce, 50 ans, pas d'antécédents personnels, pas d'antécédents familiaux, étylisme, prétend souffrir de crises d'asthme depuis 1916.

Vu pour la première fois en avril 1921.

Amaigrissement notable, sueurs nocturnes, faiblesse générale, toux persistante, adénopathie cervicale, poids 57 kilogs, température 38 — 39 — 39, 5.

A l'auscultation on constate, poumon gauche, en arrière, râles humides et craquements du sommet, frottements, diminution du murmure vésiculaire, 1/3 supérieur ; en avant, région sous-claviculaire, râles humides et crépitants. A droite, en arrière, au sommet, également râles humides, obscurité respiratoire sur les 1/3 moyen du poumon ; en avant, respiration soufflante.

Examen bactériologique, bacilles de Koch *très nombreux*.

Radioscopie : P. D. obscurité complète du sommet et demie-obscurité de la région sous-claviculaire avec quelques taches.

P. G. Obscurité du sommet, diminution nette de la course du diaphragme des deux côtés.

Traitement : Injections de cinnamate de benzyle, (Cinnozyl) récalcification, régime alimentaire.

En *Mai*, poussée évolutive aigüe au sommet gauche, mauvais état général.

Juin, légère amélioration à l'auscultation.

Examen bactériologique, bacilles, diminution du nombre, quelques champs n'en contiennent pas.

En *Juillet*, à l'auscultation, frottements et râles humides aux deux sommets, réapparition de la perméabilité pulmonaire du poumon gauche, en arrière.

Examen bactériologique, bacilles rares.

De *Juillet à Novembre* nous n'avons pas revu le malade. En Novembre, le malade examiné par nous offre un changement complet.

A l'auscultation, disparition de la poussée évolutive des sommets, frottements, respiration rude au sommet gauche, pas de râles, frottements, obscurité respiratoire, sommet droit, perméabilité des poumons sur presque toute la hauteur.

Bon état général — pas de température.

Un examen bactériologique, en octobre, était négatif.

En novembre, l'amélioration a continué ; actuellement second examen négatif, régression des lésions locales et évolution vers le tissu scléreux. Immunisation obtenue progressivement. Le malade travaille quelques heures régulièrement chaque jour.

OBSERVATION IV

Bacillose à forme torpide secondaire à entéro-colite avec appendicite chronique méconnue et ayant préparé la déchéance organique.

Résultats nets obtenus par la méthode.

Madame V. : Accouchements, grossesse gemellaire, puis typhoïde, endométrite, terrain préparé.

En 1918, infection pleuro-pulmonaire grippale. Depuis, très mauvais état général ; amaigrissement progressif, poids actuel 57 kilogs, poids normal 65.

Température : 37,5 — 38. Très grande faiblesse, crises d'entéro-colite.

Au sommet droit, poussées actives, petit râles fins, obscurité du murmure vésiculaire — sub-matité 1/3 supérieur. A gauche, matité, frottements, respiration rude, expiration prolongée.

Traitement : Régime alimentaire, aseptie intestinale, cure d'air et de repos et injections de cinnamate de benzyle et cholestérine, (cinnozyl) par séries, cures de récalcification.

Malgré le repos et le régime, la malade souffre de crises d'entéro-colite.

Les injections sont faites méthodiquement.

Eté de 1918, à la campagne.

En 1919, crises d'entéro-colite avec réaction appendiculaire. Au point de vue pulmonaire, symptômes évolutifs à la partie moyenne du poumon droit.

En Avril 1919, *Radioscopie* (Nice). Etat congestif, sommet droit avec réaction ganglionnaire et pleurale du hile, pachypleurite ancienne du sinus costodiaphragmatique droit.

Pleurite légère de la plèvre, médiastine gauche et cordico-pleurite du sommet gauche.

Opération d'appendicite fin avril. Suites opératoires très bonnes. En janvier 1920, nouvelle atteinte de grippe.

Injections de cinnamate de benzyle sont continuées. Etat général et local très améliorés, température normale..

En 1920, l'auscultation ne révèle aucune zône active, tissu scléreux avec frottements, respiration rude à la partie moyenne du poumon droit rien à gauche.

En septembre 1920, examen radioscopique à Morlaix.

L'image thoracique *est presque normale*. A noter cependant :

1°) dans le champ pulmonaire droit, l'ombre du hile est accentuée et large ; elle se prolonge en bas par l'ombre broncho-vasculaire descendante qui est particulièrement marquée.

2°) les côtes sont horizontales et les espaces intercostaux larges (léger emphysème).

En Mars 1921, au cours d'une consultation, faite à Paris, pour des troubles digestifs, l'examen de l'état général, on décide de procéder à une nouvelle radioscopie. Poumons luminosité vive dans toute l'étendue des poumons.

Sommets examen antérieur pas de différence entre les deux.

Examen postérieur, luminosité légèrement moindre au sommet droit.

Sinus costo-diaphragmatique clair — ombres hilaires assez prononcées avec prolongement du tractus se dirigeant vers la base.

Cage thoracique, grande dimension des sommets à la fois hauts et larges.

Larges dimensions des espaces intercostaux.

Jeu costal peu marqué — jeu diaphragmatique ample.

Examen bactériologique des crachats. — Nombreuses cellules épithéliales — fipres et sabhrophytes du pharynx.

Nombreuses cellules epithéliales — fibres et saphrophytes du pharynx.

Rares polynucleaires ;

Rares pneumocoques ;

Pas de bacilles de Koch sur deux échantillons différents.

Si l'on compare la radioscopie de 1919 avec celle de 1920, on voit que l'état local à droite s'est amélioré progressivement ; la poussée active a évolué vers la sclérose, vers la guérison. La transparence peut être regardée comme normale.

La malade qui en mai 1920 pesait 51 kilogs 400 est arrivée en juillet 1921 à 61 kg. 100. Pas de température : amélioration constante dans le fonctionnement du tube digestif. Excellent état général.

L'immunisation artificielle, commencée en 1918, s'est établie progressivement et a donné des résultats probants.

OBSERVATION V

Mademoiselle M., 21 ans.

Bacillose pulmonaire torpide avec étapes aigües, graves, chez une jeune fille atteinte d'appendicite chronique. Très mauvais état général.

En 1917. Diagnostic. Mauvais état général, intoxication intestinale latente et ancienne. Depuis 1914, entéro-colite à réaction appendiculaire procédant par étapes vers la crise aigüe.

Congestion du poumon droit, pleurite de la base.

Un traitement de mise en observation est indiqué comme préparation à une intervention indispensable. Régime alimentaire, repos, cachet de dermatol et charbon, récalcification.

L'opération est pratiquée en septembre, à Marseille et l'examen de l'intestin laisse craindre une lésion tuberculeuse du cœcum.

La température se maintient à 37,8-38 le soir, convalescence très longue, amaigrissement de 12 kilogs, poids *42 kilogs*, évanouissements fréquents.

En décembre, un médecin consulté à Marseille constate un foyer congestif du poumon droit, la toux est fréquente, température vespérale 37,5-38. Très mauvais état général.

En décembre, la malade part à Vence. Poussée aigüe, foyers congestifs, aux deux poumons, plus particulièrement à droite.

Durant trois semaines, la température s'est maintenue entre 39,5 et 40, puis 38-39 (indications fournies à cette époque par le médecin traitant).

Convalescence extrêmement longue, état fiévreux persistant, toux fréquente, crachats hémoptoïques...

Les injections de Cinnozyl sont associées au traitement symptômatique et faites méthodiquement par séries de dix jours.

Le 8 mars, la malade quitte Vence.

Vue par son médecin, en mai à Marseille, qui constate des signes de condensation du sommet droit, diminution du murmure vésiculaire, retentissement vocal.

Fièvre oscillant entre 38 et 38,5.

Les injections sont maintenues, associées au traitement général, récalcification, repos, surveillance du tube digestif.

Résultats satifaisants, meilleur état général, abaissement de la température 37,5 le soir, puis peu à peu retour à la normale.

En 1918, la malade, examinée par nous, a repris son poids normal. Etat général très bon. A l'auscultation, sur le 1/3 du poumon droit, diminution du murmure vésiculaire ; légers frottements, symptôme de lésion ancienne en évolution vers la forme fibreuse, à gauche respiration un peu rude, expiration prolongée, pas de toux, pas de température.

L'amélioration a été progressive et complète au point que la jeune fille a pu entrer au Couvent où l'entraînait sa vocation et, depuis près de trois ans, malgré les rigueurs de la règle monastique, sa santé s'est maintenue excellente.

OBSERVATION VI

Tuberculose ouverte. — **Hémoptysies** *fréquentes.* — **Disparition** *des bacilles.* — *Action* **préventive** *sur le mécanisme des* **hémoptysies**. — *Résultats excellents après six mois de cure.*

B. Charles, 19 ans, employé de commerce, adressé par M. le Docteur F. de Nice; le 24 décembre 1920 — mère décédée de péritonite tuberculeuse — une sœur morte de méningite tuberculeuse.

Examiné *décembre 1920 au dispensaire* — Faiblesse générale — douleurs thoraciques — toux — crachats hémoptoïques — température vespérale 38-38,5.

Poumon gauche en arrière fosse sus-épineuse, frottements — râles humides — craquements — diminution du murmure vésiculaire, frottements 1/3 supérieur.

En avant, région sous-claviculaire, respiration soufflante.

A droite, frottements, respiration rude en arrière ; en avant, respiration rude.

Radioscopie : Poumon gauche, opacité nette 2/3 supérieur du poumon, diminution de l'amplitude thoracique. Poumon droit, légère opacité du sommet, amplitude thoracique diminué.

Examen bactériologique : nombreux bacilles de Koch.

Traitement : tricalcine pendant 15 jours à alterner avec un mélange de gouttes amères. Baume et teinture gentiane 12 gouttes aux deux repas.

Régime alimentaire, cure hypotensive (guipsine).

Tous les deux jours : injections cinnamate de benzyle-cholestérine, (cinnozyl). Le traitement est continué méthodiquement en Janvier, Février, Mars, Avril.

En Mars un second examen bactériologique est *négatif.*

En Avril, poumon droit, en arrière, respiration rude 1/3 supérieur. Poumon gauche, diminution du murmure vésiculaire, frottements, signes de pleurite du sommet, disparition des râles humides, des craquements. En avant, respiration légèrement soufflante.

Toux rare, pas de fièvre, bon état général ;

Examen bactériologique négatif ;

Evolution vers le tissu fibreux.

OBSERVATION VII

Tuberculeux de guerre, bacillose torpide positive, très mauvais état général. Immunisation complète.

C. H., réformé en 1917 pour bronchite suspecte, pas d'antécédents héréditaires — pleurésie en 1916 — Examiné en juillet 1919 — Sommet gauche, induration, signes d'infiltration, craquements, râles humides. En avant râles région sous-claviculaire, à droite frottement, respiration rude à la base, matité, reliquat de pleurésie, mauvais état général, amaigrissement progressif, toux, essouflement, température 37,3 — 38 le soir.

Examen, crachats positifs, taux de la cholestérine 0, 53 par litre de sérum.

Traitemnt, Récalcification, régime alimentaire, repos, révulsifs, injections cinnamate de benzyle-cholestérine, (cinnozyl) par séries.

Après trois mois, examen des crachats, bacilles rares intra-cellulaires attaqués, dégénérés, le protoplasma disparu en partie, quelques bacilles très granuleux, entourés de cellules macrophages, polynuclées.

Après huit mois, un état général très bon, poids augmenté, le malade a repris des forces, s'occupe de travaux agricoles. A l'auscultation, sclérose du sommet gauche et diminution du murmure vésiculaire du même côté ; à droite légère sub-matité à la base. Respiration presque normale.

Formule leucocytaire :
Eléments *figurés :* Polynucléaires.... 59 %
Eosinophiles .... 3 —
Lymphocites .... 20 —
Moyens mono .. 14 —
Grands mono ... 4 —

100

Examen bactériologique : Bacilles - Pneumocoques peu nombreux — Diplocoques peu nombreux — Tétragènes 0.

Pas de bacilles de Koch. Dosage de la cholestérine : 1 gr. 80 par litre de sérum.

L'examen clinique, les recherches bactériologiques confirment un arrêt dans l'évolution et la tendance à la sclérose.

Ce malade a été revu par nous en Septembre 1921. En 1920 et durant l'hiver 1921 ; il avait suivi le traitement par intermittences. En Septembre 1921, l'examen de son état général — l'auscultation confirmaient l'immunisation complète du terrain.

OBSERVATION VIII

Mademoiselle B. O. CANNES. *Bacillose à forme torpide localisée au poumon droit, mauvais état général, évolution bacillaire arrêtée.*

Mère, Grand'mère maternelles, décédées des suites de tuberculose. Antécédents personnels, santé délicate ; mais rien de spécial jusqu'en 1915.

A cette date, apparition de symptômes laryngés qui qui font envoyer la malade à la Bourboule où l'on constate une laryngite aigüe avec congestion du poumon droit et sommet du poumon gauche. Quelques mois après, poussée active du poumon droit. Un médecin indique la cure d'air, repos, gaïacol, suralimentation, poids : 42 kilogs.

Etapes successives, évolutives avec des rémissions en 1918-1919. Durant ce temps deux autres médecins ont constaté les lésions du poumon droit. En Juillet 1919, la malade à une hémoptysie. Elle présente un mauvais état général, température 39-40°, amaigrissement 35 kilogs au lieu de 50 poids normal. Le médecin consulté a ordonné l'altitude et le repos.

En août 1920, la malade, examinée pour la première fois par nous, présentait une poussée congestive **au sommet du poumon droit et 1/3 moyen**, frottements, râles, diminution du murmure vésiculaire.

En avant, région sous-claviculaire, respiration soufflante.

A gauche, frottements, respiration rude, fosses sus-épineuse.

En avant, rien d'anormal.

On institue un traitement de mise en état de résistance. Une semaine sur deux, tricalcine ; une semaine sur deux, gouttes amères Baume-gentiane.

Par séries, injections de Cinnamate de benzyle et Cholestérine (Cinnozyl).

En 1920-1921, la malade est surveillée par un médecin de Cannes qui a constaté une pleurite avec râles prononcés dans tout le poumon droit, râles également au sommet gauche.

Après quelques mois de traitement, la fièvre a disparu, les forces sont revenues, le poids de 39 kilogs a passé successivement à 41, 45 et 49 kilogs. La malade a pu travailler 8 et 9 heures chaque jour.

Progressivement l'arrêt de l'évolution bacillaire s'est manifestée nettement ainsi que l'a constaté le Docteur J... de Cannes, bien qu'entravé, durant une période assez longue, par des manifestations douloureuses d'une laryngite qui après une phase aigüe s'est amendée.

OBSERVATION IX

Bacillose à évolution brutale chez un surmené avec légère pleurite probablement ancienne et négligée.

A. M. mécanicien, 18 ans, septembre 1916,

Depuis plusieurs mois, troubles dyspeptiques, amaigrissement progressif, poids ancien 82 kilogs, au moment de l'examen 72 kilogs.

Surmenage physique intense.

A l'examen, sommet gauche, fosse s-épineuse et 1/3 supérieur du poumon gauche, matité, frottements, râles fins à l'inspiration. En avant, région s-claviculaire, râles humides.

A droite, en arrière, frottements, respiration rude, toux fréquente, saccadée, sueurs nocturnes, très grande faiblesse générale : Température 37,5-38°, le soir 38-39.

Examen de crachats recueillis le matin est positif.

Traitement, régime alimentaire, repos absolu.

Injection chaque jour cinnamate de benzyle et cholestérine. (Cinnozyl).

Progressivement, changement dans l'état général et changement dans l'état local.

Le 16 octobre, poids 73 kgs ; le 27 octobre 74 kgs ; le 2 novembre 75 kgs 600 ; le 13 novembre 77 kgs 200; le 22 novembre 78 kgs 550.

Nous donnons ces chiffres pour montrer la défense de l'organisme, défense active due à la cholestérine et cinnamate de benzyle injectés, car le malade n'a jamais été soumis à la suralimentation. Ses voies digestives lui imposaient au contraire un régime végétarien sous faibles quantités.

En 1918, A. M. reconnu bon pour le service armé est parti comme artilleur et sa santé s'est maintenue excellente.

OBSERVATION X

Tuberculose fermée, terrain d'imprégnation très misérable. — Mise en état de défense obtenue progressivement.

A. 17 ans, mère morte de tuberculose. Pleurésie à gauche en juillet 1920. Vu en septembre.

Depuis plusieurs mois présentait de la faiblesse générale, un amaigrissement progressif, température 37,5-38 le soir et parfois, à la suite de fatigue, oscillations autour de 39°, dysmée d'effort, transpiration, taille 1 m. 65, poids 45 kilogs.

A l'auscultation, à gauche, respiration rude, légers frottements, légère obscurité à la base.

A droite, en arrière, fosse sus-épineuse, frottements, râles fins, ralentissement de la voix. Diagnostic d'infiltration du sommet droit a été porté par le médecin, qui avait traité la pleurésie.

Régime alimentaire, récalcification, injections de cinnamate de benzyle et cholestérine, (cinnozyl), repos absolu à la campagne.

Revu en janvier, revu en mai 1921.

La mise en état de résistance s'est manifestée progressivement.

En mai, augmentation de poids, sensation de forces, pas de température.

A l'auscultation, à gauche, respiration rude, légers frottements à la base. A droite, disparition des râles, frottements, diminution du murmure vésiculaire.

M. A. qui était au repos complet, reprend les études chez lui, en vue de la préparation d'examens auxquels il avait renoncé en 1920.

Il continue le traitement général et les injections par série, un mois sur deux environ.

Vu la dernière fois en août 1921.

Etat général excellent, M. A. a fait des promenades, des excursions assez longues à titre d'épreuves, sans que la fièvre se soit manifestée de nouveau. Augmentation de poids, bon appétit, forces revenues.

A l'auscultation, légère diminution du murmure vésiculaire à la partie moyenne du poumon droit, légère obscurité au siège de l'ancienne pleurésie ; base gauche, respiration normale sur tous les autres points.

M. A. quitte la campagne pour reprendre ses études à T...

OBSERVATION XI

Bacillose pulmonaire ouverte — Très mauvais état général. — Disparition des bacilles. — Mise en état de défense, excellents résultats après six mois de traitement.

B. J., 27 ans, Boulanger.

Pas d'antécédents héréditaires. Pas d'antécédents personnels. 30 mois au Front Italien. Vu le 16 novembre 1920 au dispensaire. Depuis quelques mois, amaigrissement progressif. Température 38° le soir. Faiblesse générale. Douleurs intercostales. Poids actuel 52 kilogs. Poumon droit, on constate de la diminution du murmure vésiculaire, en arrière matité, petits râles fins. A gauche rien de net.

Radioscopie : ganglions hilaires marqués des deux côtés. Sommet droit légèrement moins clair.

Décembre 1920 — *Examen bactériologique :* Positif, bacilles nombreux.

Traitement : Récalcification. Surveillance du tube digestif et injections de cinnamate de benzyle et cholestérine, (cinnozyl).

En avril 1921 — Examen *poumon droit :* petits foyers de râles fins partie moyenne et internes. Respiration rude. Expiration prolongée sur toute la hauteur.

Frottements. Respiration rude. Fosse sus-épineuse gauche.

Aucun signe d'évolution aigüe, étapes vers le tissu scléreux.

Bon état général. 60 kilngs. Pas de toux. Pas de température. Examens bactériologiques *le 24 février, le 3 mars, le 21 avril. Trois examens négatifs pour le bacille de Koch.*

Le malade, durant l'espace de cinq mois, a eu 45 injections de cinnamate de benzyle et cholestérine. Signes nets d'immunisation de l'organisme.

OBSERVATION XII

E. P., 27 ans. Bacillose avec infiltration sommet droit secondaire à fatigues de guerre. Très mauvais état général. *Entéro-colite à réaction appendiculaire.* Pas d'antécédents héréditaires. Intoxiqué par les gaz en 1917. Puis hospitalisé à Paris à la Charité avec le diagnostic « non douteux » d'infiltration du sommet droit et d'induration du sommet gauche. Vu avril 1919. Etat général précaire, amaigrissemnt, musculature thoracique insuffisante.

*

Pas de déformation, mais amyotrophie sus-scapulaire plus accentuée à droite.

Sommet droit, submatité, inspiration rude, expiration soufflante prolongée, toux éclatante,, bronchophonie, crépitations humides à la fin de l'inspiration augmentée par la toux dans la partie interne de la fosse sus-épineuse.

En avant, bronchophonie, respiration exagérée, quelques craquements.

Sommet gauche, signes d'induration avec souffle expiratoire.

Base droite submatité, Craquements secs.

A la *radioscopie,* voile épaix ne s'éclairant pas à la toux au sommet droit. Infiltration du sommet droit avec signes de réaction : 1°) ancienne ; 2°) plus récente hilaire et périhilaire du hile droit. Sclérose péri-bronchite, cortico-pleurite du sommet droit (La Commission Spéciale le réforme pour bacillose confirmée).

Le malade présente des signes d'entéro-colite ancienne avec légère réaction appendiculaire. Il est placé en observation. Régime alimentaire, cachets de Dermatol-charbon. Eau sulfatée bicarbonatée — et par intermittences. Récalcification.

Injection de cinnamate de benzyle et cholestérine (cinnozyl) en séries.

En 1920, après une année de traitement, l'état général est très amélioré, *régression complète des lésions locales vers la sclérose, pas de toux, pas de température, examen bactériologique négatif, poids augmenté progressivement. M. P. a pu entreprendre la direction d'une affaire commerciale qu'il dirige sans coups.*

En 1921, suivi par nous, Monsieur E. P. a continué son traitement général — les injections de cinnamate de benzyle. — Son état général est excellent, l'évolution *locale a été complètement arrêtée.*

OBSERVATION XIII

Bacillose pulmonaire ouverte. — Disparition des bacilles après six mois de traitement. — Très bon état général. — Régression complète des lésions.

P. Henri, 16 ans, employé de bureau, au repos depuis un an. Pneumonie en 1920. Pas d'antécédents familiaux.

Examiné le 3 décembre 1920 au dispensaire : Toux, faiblesse générale.

Poumon gauche : au sommet matité, respiration, frottements, diminution du murmure vésiculaire.

Poumon gauche : au sommet matité, respiration soufflante à la base du même côté. Rien en avant.

Examen radioscopique :

Poumon droit : léger manque de clarté moitié supérieur du poumon. Bonne course du diaphragme des deux côtés.

Poumon gauche : sommet gauche légèrement voilé.

Examen bactériologique : bacilles de Koch nombreux dans chaque champ.

Traitement : cachets Ferrier, repos, régime alimentaire, injections cinnamate de benzyle et cholestérine (cinnozyl).

En Février 1921 : à gauche respiration rude, expiration prolongée, à droite, frottements partie moyenne du poumon, aucun signe d'évolution active, très rares bacilles, plusieurs champs n'en contiennent pas, pas de toux, pas de température.

Le 31 Mars — examen bactériologique négatif.

Le 21 Avril — examen bactériologique négatif.

Le 29 Avril — poumon droit, frottements, respiration rude ; à gauche, respiration rude ; aucun signe de lésion évolutive, pas de bacilles de Koch. Très bon état général.

De décembre 1920 à mai 1921, cure méthodique au cours de laquelle le malade a eu 70 injections de cinnamate de benzyle cholestérine (cinnozyl).

Résultats d'immunisation très nets.

OBSERVATION XIV

Réveil d'une bacillose à forme torpide à la suite de couches. — Action progressivement immunisante du cinnamate de benzyle et de la cholestérine.

Madame H. B. issue de père et mère morts de la tuberculose, ayant eu un frère également mort de la tuberculose, présente à la suite de couche un réveil brutal de tuberculose torpides de l'enfance, amaigrissement, anorexie, sueur, fièvre, congestion du sommet gauche, frottement, respiration rude à droite.

Examen bactériologique positif.

Bacilles de Koch un par 3 ou 4 champs, forme moyenne.

Pneumocoques peu nombreux.

Diplocoques peu.

Tétragène rares.

Dosage de la cholestérine : 1 gr. 30 par litre de sérum.

Une cure de repos et des injections de cinnamate de benzyle et de cholestérine pratiquées pendant trois mois arrêtèrent l'infection. La feuille de température fut un témoin fidèle de la marche de l'immunisation quotidienne. Fait très particulier et qui montrait bien l'action immunisante, la température prise trois fois par jour fut, durant les huit premiers jours, comme une photographie de la température de la veille. Une ascension de quelques dixièmes et d'une durée de deux à trois heures se produisait après l'injection pour tomber méthodiquement à la même heure.

Après deux mois, la température était à la normale et s'y maintenait.

Formule leucocytaire :

Polynucleaires	57 %
Eosinophiles	3 —
Lymphocytes	24 —
M. Monos	13 —
Grands Monos	3 —

Dans la suite, les injections furent continuées par séries, les différents symptômes disparurent. Les examens bactériologiques furent progressivement négatifs, la malade augmenta de poids, *Après un an, elle se remit complètement. Depuis trois ans, elle se maintient en parfait état de santé.*

OBSERVATION XV

Bacillose à forme pulmonaire ouverte. — Immunisation et disparition des bacilles après six mois de traitement.

B. A. : 15 ans. Père et mère morts, en 1920, de bacillose.

Vu au dispensaire en décembre 1920.

P. G. En avant, frottements, respiration rude.

En arrière frottements, expiration prolongée, diminution du murmure vésiculaire.

P. D. En avant, respiration rude.

En arrière zône d'alarme, respiration soufflante et râles fins.

Radioscopie. — Ombre partie moyenne poumon droit et sommet droit, rien de net à gauche. Bonne course du diaphragme.

Examen bactériologique. — 3 décembre. Bacilles de Koch *nombreux*.

Traitement général. — Régime alimentaire, récalcification, injections de cinnamate de benzyle et cholestérine. (Cinnozyl).

En Février 1921 meilleur aspect général, pas de *En Février 1921* Meilleur aspect général, pas de signes d'évolution locale.

Examen bactériologique. — 2 ou 3 bacilles par champ.

3 mars. — Examen bactériologique *négatif.*

26 mai. — Après soixante injections très bon état général. Augmentation du poids.

Localement respiration rude, frottements à droite, légère diminution du murmure vésiculaire à gauche.

Aucune réaction locale. Examen bactériologique encore négatif après contrôle sur plusieurs préparations.

Le jeune B. R. travaille actuellement comme apprenti-mécanicien, métier qu'il avait commencé il y a deux ans. Sa santé s'est maintenue et lui permet de supporter les fatigues de son métier. Il est toujours sous la surveillance du dispensaire.

La méthode que nous préconisons peut s'appliquer aussi bien au logis du tuberculeux, qu'au Sanatorium. Elle vise toutes les formes de tuberculose pulmonaire-osseuse, ganglionnaire. Elle n'exclue pas tel ou tel procédé à action locale ou indirectement générale, comme le pneumothorax par exemple.

La disparition de l'infection tuberculeuse est liée à la réalisation d'une vaccination préventive de l'enfance telle que l'ont conçue Calmette et Guérin.

Nos modestes recherches nous ont conduit peu à peu à l'application d'une méthode qui. n'a aucune prétention au rôle de remède spécifique contre la tuberculose et ne vise pas les périodes ultimes de la maladie. *Elle représente du moins une médication d'une inocuité absolue, capable de mener à bien, sans à coup, la lutte pratique, logique de l'infection tuberculeuse par la mise en état de résistance, l'immunisation artificielle des organismes atteints.....*

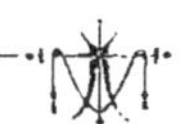

Nice 1922.

TABLE DES MATIÈRES

ERRATUM

page 15, 24me ligne lire : *arsénique*   au lieu de benzynique
« 17, 19me «   «   *s* à changer.
« 24, 32me «   «   *cholestérine*   «   « cholestérinémie
« 25, 33me «   «   *cholestérinémie* «   « cholestérine
« 41, 10me «   «   *examinées*   «   « examiné
« 42, 3me «   «   *firmée*   «   « formée
« 42, 21me «   «   *peut*   «   « peuvent
« 44, 29me «   «   *avec*   «   « à
« 47, 1re «   «   *Letulle*   «   « Letule
« 58, 15me «   «   *le*   «   « la
« 59, 23me «   «   *contractions*   «   « contradictions
« 60, 25me «   «   *difficile*   «   « facile
« 64, 8me «   «   *Press.*   «   « Pans.
« 66, 11me «   «   *scrofulo*   «   « scropulo
« 87, 22me «   «   *les tuberculeux* «   « la tuberculose
« 110, 6me ligne :   double.
« 114, 9me «   «   *Posologie*   «   « Psosologie

www.ingramcontent.com/pod-product-compliance
Lightning Source LLC
LaVergne TN
LVHW050625060726
842527LV00004B/1207